歩くだけでウイルス感染に勝てる!

長尾クリニック
長尾和宏 著

はじめに

２０１９年12月、中国・湖北省武漢市を中心に発生した新型コロナウイルス感染症（COVID‐19）、以下「新型コロナ」は、全世界に蔓延しました。日本でもウイルス〝陽性〟の報道が相次ぎ、多くのスポーツやコンサートなどのイベントが中止・延期となりました。さらにマスクやトイレットペーパーがドラッグストアから消え、株価が急落する「コロナショック」が起こりました。２０２０年7月に予定されていた東京オリンピックも延期されることになりました。

連日、新型コロナについて伝えるテレビ（特にワイドショー）を観ていると、正しい情報よりも、パニックをあおる報道を垂れ流しているケースが目につきます。私は感染症の専門家ではありませんので、なるべく静観していようと思っていました。しかし、全国各地で医療機関が崩壊の危機に瀕しており、町医者の立場から発信できることもあると思い立ちました。ウイルスの実態を知り、正しい対策を講じれば、新型コロナと上手に付き合うことができます。医療機関を危機的状況から救い、日本だけでなく世界の人々に共通する、正しい知識と正しいウイルス対策を知ってもらうために、この本を執筆することにしました。

インフルエンザは毎年流行しますが、正しい知識を持っている人がどれだけいるでしょうか？　残念ながら、ウイルスに関する知識をもつ市民は多くありません。しかし敵の正体を知らなければ、ウイルス対策を講じることはできません。

大切なのはウイルス感染で死なないこと。治療法がないウイルスへの対策は予防がすべてと言っても過言ではありません。第1章と第2章では、ウイルスの正体と予防について解説します。

ウイルスで死なないためのキーワードは、抵抗力と免疫力を上げること。そのために必要な方法が「歩く」ことだと思います。私はこれまで、ベストセラーとなった『病気の9割は歩くだけで治る！』をはじめ、4冊の「歩く本」を書きました。「歩行習慣」のメリットはさまざまなエビデンス（根拠）からも認められているのに、今回の新型コロナ騒動で、ウォーキングの有用性を取り上げたメディアはほとんどありません。

新型コロナのワクチンができるかどうかは、2020年4月の時点で未知数です。また、**人口の約7割が、今後数年かけて新型コロナに感染するという予測もあります**。残念ながら新型コロナは短期では収束せず、もう一度ピークが訪れる可能性もあります。

政府の対応は後手に回り、医療機関は崩壊の危機。ならば、自分の身は自分で守るしかありません。「コロナうつ」「コロナ疲れ」という言葉も生まれました。そんなときだからこそ、私は外来を受診する患者さんに「歩いてください」と伝えています。

歩くということは体力、抵抗力、そして免疫力を上げる最高のワクチンになります。なぜ歩くという行為がウイルス対策になるのか、この本の中で紹介していきたいと思います。

歩行習慣には無限の可能性がある

患者さんからよく、「なぜお医者さんは風邪やインフルエンザにかからないんですか？」と聞かれます。私はインフルエンザの流行期でさえ、マスクをせずに診療しています（さすがに今回はしていますが）。それでも風邪やインフルエンザにはかかりません。毎日、多くの咳込んでいる患者さんと接しているのに、です。その理由は、自然免疫がついているることと、免疫力を上げる生活を平時から実践しているからでしょう。

毎日、「家の外を歩く」ことも大切なポイントです。これは、「ウイルスに負けてたまるか！」というプロ意識から続けている習慣です。だから、私自身は今回の新型コロナを恐れていません。正しい知識を身につけ、予防法を実践すればいいのです。

風邪の患者さんを多く診ている医療機関の医師やスタッフたちは皆、歩行習慣を取り入れることでウイルス感染を未然に防いでいます。私の助言に懐疑的だった新人医師も、一旦風邪やインフルエンザになると、歩行習慣を生活に取り入れるようになります。

もう一つお伝えしたいのは、歩くことは病気を予防・改善するだけでなく、とても楽しい習慣であるということです。体だけでなく、メンタル面でのメリットも計り知れません。室内に閉じこもらず、できるだけ屋外を歩きましょう。歩くという行為は、ウイルスとの付き合いにおいて無限の可能性を秘めています。

歩くだけでウイルス感染に勝てる！　目次

第3章 歩行習慣でウイルスを寄せつけない …… 55

第1章

まずはウイルスの正体を知る

1 そもそもウイルスってなに?

ウイルスは19世紀末に発見されました。ラテン語で「毒液」という意味です。かつては「ビールス」と呼ばれていました。ちなみに「コロナ」はラテン語で「王冠」という意味があります。

ウイルスは陸地だけでなく、海洋中や川の中にも天文学的な種類と数が存在します。なお、ウイルスだけでは自己増殖することができません。私たち人間など生物の細胞に入り込み、細胞のエネルギーを使って増殖していきます。また、人間の体には何兆個もの細菌やウイルスがいるといわれています。健康情報番組で話題となった腸内フローラもその一つ。つまり人間の体の中には、細胞と同様、膨大な数の細菌やウイルスがいて、私たちと共存しているのです。

そもそも、ウイルスは生物なのでしょうか。生物の定義は以下のとおりです。

- **細胞を持っている**
- **生命維持のため代謝する**
- **自己増殖する**

ウイルスはいずれにも当てはまりません。しかし、ウイルスはＤＮＡ（デオキシリボ核酸）、もしくはＲＮＡ（リボ核酸）と呼ばれる遺伝子がタンパク質でくるまれています。新型コロナの場合はＲＮＡであることがわかっています。遺伝子を持ち、生き物のように細胞に取りつきます。このことから「**生物と非生物の間**」とか「**借り物の生命**」などと呼ばれています。

生き物がどうかは意見が分かれるところですが、私は「**物質**」だと思っています。だからウイルスが消えた場合は「死んだ」とは表現しません。「**不活化**」といいます。

ウイルスが何のために存在するのかはわかっていません。では、生物とウイルスはどちらが先に生まれたのでしょうか。人間の歴史は約20万年。それに対し、ウイルスは数億年前から存在していたといわれています。つまり、地球上でウイルスは最古参。仮にウイルスが100歳とすると、人間は生後1カ月の赤ん坊です。人間をはじめとする生物は、ウイルスから見るとまさに新参者といえます。

生物の構成単位である細胞の中には核があります。実は、ウイルスが細胞の中に入り込み、核をつくったという説もあるのです。ウイルスが生き延びるために、細胞を持つ人間などの生物をつくったとも考えられるわけです。

ウイルスにはまだまだ謎が多く、わかっていないことだらけです。細胞より大きなウイルスも発見されています。ウイルスは高熱に弱いという説がありましたが、高熱の環境下でも生き続けるウイルスが次々と見つかっています。新型コロナが温暖な国や地域で発生している事実も、ウイルスが冬に増殖するイメージを覆しています。

人間にとってウイルスは大先輩。だからこそ、ウイルスとの闘いに勝つのは容易なことではありません。人間の歴史を振り返ると、ウイルスに対して苦戦の連続だったことがわかります。

ウイルスは人間の大先輩。
そして謎だらけ。
ウイルスが１００歳とすると、
人間はまだ生後１カ月の赤ん坊。

2 人類の歴史はウイルスとの闘いの歴史

人類が初めてウイルスに勝利したのは、天然痘ウイルス（疱そう）の撲滅です。紀元前1300年前から天然痘の記録が残っており、日本で最後に確認されたのは1955年のことでした。1980年にWHO（世界保健機関）が世界根絶宣言を出し、現在に至るまで新たな感染者は報告されていません。

天然痘は「馬鹿なウイルス」とも呼ばれています。**人間が死んでしまうと、ウイルスは乗り物を失ってしまいます**。あまりにも毒性が強かったため、人間を殺すと同時に、自らも消滅してしまったのです。ウイルスが人間と共存するには、適度な毒性を保つことが条件です。天然痘のような死亡率の高いウイルスは生き残ることができず、新型コロナのように、感染力は強くても毒性のあまり高くないウイルスは、しぶとく生き続けることができます。

幕末の日本では、コレラが流行しました。当時は「ころり」とも呼ばれました。急性の下痢を起こし、発症から数時間でころりと死に至るからです。コレラはいまだ撲滅には至っておらず、世界で年間３００万～５００万人が発症し、10万～20万人が亡くなっています。

幕末の流行は、長崎から始まりました。長崎といえば、海外との貿易で栄えた街。日本の外からウイルスが持ち込まれる例は、今に始まったことではないのです。都市の封鎖、入国や出国の制限、移動の制限は人類の歴史上、繰り返されてきたことです。

「インフルエンザ」という名称は、16世紀のイタリアで生まれました。当時はウイルスの存在が知られていなかった時代です。毎年冬になると風邪のような症状が流行していました。特定の星座が現れる影響で病気が流行するという考えがあり、「インフルエンツァ」と名づけられました。インフルエンツァとは「影響」という意味です。その後、英語で「インフルエンザ」と呼ばれるようになりました。余談ではありますが、影響力のある人を最近は「インフルエンサー」というようになりましたね。

スペインかぜで分かれた明暗

スペインインフルエンザ（スペインかぜ）は、１９１８年から１９１９年にかけ、世界中で猛威を振るいました。世界中で５０００万もの人が亡くなり、若くて健康な成人が主な犠牲者になるという特徴がありました。人類が最初に遭遇したパンデミック（世界的大流行）です。

日本での死亡者数は38万〜45万人といわれています。当時の日本の人口は約５５００万人なので、いかに感染力と毒性が強かったかがわかります。

アメリカでも大流行しましたが、フィラデルフィアでは死亡者数を抑制することに成功しました。何をしたのかというと、やはり移動の制限、隔離政策などを実行したのです。

しかし、新型コロナで集団感染を引き起こしたクルーズ船ダイヤモンド・プリンセス号のように、密閉された空間に閉じ込めるのは良くありません。感染者がクラスター（集団感染）からオーバーシュート（感染爆発）に移ってくると、ある程度、移動の自由を制限しながら、感染者のピークを小さくして時間を遅らせる介入が重要です。

C型肝炎ウイルスは薬で消える時代に

人類がウイルスに勝利した少ない事例として、C型肝炎ウイルスが挙げられます。かつてはC型肝炎ウイルスに感染すれば、肝硬変、肝臓がんといった重篤な病気へと進行していました。肝臓は「沈黙の臓器」と呼ばれていて、自覚症状がないまま悪化してしまいます。C型肝炎ウイルスの場合、輸血や注射など、血液を介して感染します。無症状の人を含めると、日本で１５０万～２００万人が感染しているといわれていました。

しかし、新薬の開発が進み、C型肝炎に効果がある薬剤が次々と誕生。ウイルスの発見から約30年後に、C型肝炎は薬での完治がほぼ可能となりました。

一方、新型コロナとの闘いにおいて、人類が完全勝利できるかどうかは未知数です。薬やワクチンができるかどうかも未知数。その他のウイルス同様、長い闘いになることを覚悟しなければなりません。

人類は常にウイルスの脅威と
闘ってきた。
しかし撲滅に成功したり、
ワクチンや薬が開発された
ウイルスもある。

3 ＳＡＲＳと新型インフルエンザを振り返る

ＳＡＲＳ（重症急性呼吸器症候群）は２００２年に流行した、新型のコロナウイルスです。コロナウイルスと聞いて、驚いた方もいるかもしれません。実は、コロナウイルスはありふれたウイルスで、全部で６種類あるといわれています。そのうち、いわゆる風邪ウイルスが４種類あり、５番目がＳＡＲＳ、６番目がＭＥＲＳ（中東呼吸器症候群）で、今回の新型コロナは７番目の新しいコロナウイルスです。

ＳＡＲＳは世界で８０９８人が感染し、７７４人が死亡しました。

２００９年にパンデミックを起こしたのが「新型インフルエンザ（Ａ／Ｈ１Ｎ１）」です。日本ではこれまでに１５００万人以上が、新型インフルエンザ（現在は季節性インフルエンザ）に感染しています。

新型インフルエンザも新型コロナも、重症化しやすい「ハイリスク」者の存在が指摘されています。

- **慢性呼吸器疾患**
- **慢性心疾患**
- **糖尿病など代謝性疾患**
- **腎機能障害**
- **ステロイド内服などによる免疫機能不全**
- **高齢者**

感染症への対策を強化するため、2013年に施行されたのが「新型インフルエンザ等対策特別措置法（新型インフル特措法）」です。新たな感染症が起こった際、国民の生命や健康を守り、国民生活や経済への悪影響を抑制するためにつくられた法律です。そして今回の新型コロナでは特措法が改正され、緊急事態宣言が出るようになりました。

しかし、縦割り行政のため、政府、厚生労働省、保健所、医療現場がバラバラで動いているのが現状で、ＰＣＲ検査をめぐる問題など、さまざまな課題があります。

感染症の研究を行っている「国立感染症研究所」も十分に機能しているとはいえません。日本にも早急にＣＤＣ（アメリカ疾病予防管理センター）のような研究所をつくり、戦略的に対応しなければいけません。

ウイルス感染症対策は、見えない敵との闘いです。新型コロナのように未知のウイルスと対峙するわけですから、国の対応が後手後手になり、機能しなくなるのもある程度は仕方がないことでしょう。死に至る可能性がある感染症に対して、私たちはもっと「自分の身を自分で守る」という意識を持たなければなりません。だからこそ、この本で紹介する「歩く」という対策を講じてもらいたいのです。

免疫力が上がるからという理由で納豆やヨーグルトを買いだめすることはおすすめしません。それよりも歩くことです。

新型インフルエンザや
新型コロナの際につくられた
特措法。
しかし法律だけで
人間の命は守れない。
自分の身は自分で守る
意識を持つ！

4 新型コロナ騒動と法律

今後の教訓にしなければならないことは、たくさんあります。まず、私はクルーズ船で「必ず船内感染が起こる」と言っていたのですが、案の定、７００人もの方々が陽性反応を示し、死者まで出てしまいました。ライブハウスもそうでしたが、密閉空間に閉じ込められると集団感染が起こります。

介護施設内でも集団感染が起こり、閉鎖を余儀なくされています。室内の密閉空間ですので、一人が感染すると、どんどん拡大していく恐れがあります。ＰＣＲ陽性とわかれば、年齢や持病の有無を問わず入院。これでは医療崩壊に瀕するのも無理はありません。

私が提案したいのは、感染症法の適応に柔軟性を持たせることです。新型コロナは現在、感染症法で「指定感染症」に該当し、「２類感染症」として措置が取られます。当初はＰ

感染症の分類

	主な感染症	主な対応
1類感染症	・エボラ出血熱 ・ペスト	入院
2類感染症	・結核 ・SARS	入院
3類感染症	・コレラ ・細菌性赤痢	特定業務への就業制限
4類感染症	・デング熱 ・鳥インフルエンザ	消毒等の対物措置
5類感染症	・インフルエンザ ・ウイルス性肝炎	発生動向の把握・提供

このほか、新型インフルエンザ等感染症、指定感染症、新感染症がある。新型コロナは指定感染症に該当し、2類感染症と同等の措置が取られる。

*厚生労働省HP

CR陽性とわかれば1類感染症と同様の扱いで強制入院させられた人もいました。

すでに報じられているとおり、新型コロナは軽症で終わる人が大半を占めています。重症化した人は入院して治療を受けなければいけませんが、自覚症状もない元気な人を入院させる必要はありません。

私は、すでに感染が拡大してしまえば、ある時点から新型コロナを季節性インフルエンザと同じ「5類感染症」にすべきと考えています。新型コロナは、最終的には季節性インフルエンザと同じか、少し高いレベルに落ち着くのでしょう。ただ、当初思っていたよりも感染力が強く、変異する恐れもあります。

コロナウイルスの種類とその特徴

コロナウイルス感染症	かぜ	SARS（重症急性呼吸器症候群）	MERS（中東呼吸器症候群）	新型コロナウイルス感染症（COVID-19）
原因ウイルス	ヒトコロナウイルス（4種類）	SARSコロナウイルス	MERSコロナウイルス	SARS-CoV-2
発生年	毎年	2002～2003年	2012年～	2019年～
流行地域	世界中	中国広東省	サウジアラビアなどアラビア半島	中国湖北省武漢から世界に拡大中
宿主動物	人	キクガシラコウモリ	ヒトコブラクダ	不明
感染者数	かぜの原因の10－15%を占める	8,098人（終息）	2,494人（2020年3月7日現在）	490,052人（2020年3月26日現在）
致死率	極めて稀	9.4%	34.4%	4.5%
感染経路	咳などの飛沫、接触	咳などの飛沫、接触、便	咳などの飛沫、接触	咳などの飛沫、接触
感染力（基本再生算数）	1人から多数	1人から2～5人 スーパースプレッダーから多数への感染拡大あり	1人から1人未満 スーパースプレッダーから多数への感染拡大あり	1人から2.6人
潜伏期間	2～4日	2～10日	2～14日	1～14日と推定
感染症法	なし	2類感染症	2類感染症	指定感染症

＊総説 新型コロナウイルス感染症（COVID-19）
2020年3月8日　国立国際医療研究センター　忽那賢志

「PCR陽性者はすべて入院」では
必ず医療崩壊が起きる。
新型コロナは、
感染が広がった時点から
季節性インフルエンザと
同じ扱いにすべきでは。

5 新型コロナでわかっている10のコト

新型コロナは、とても「わがまま」なウイルスだと思います。これまで発見されたコロナウイルスとは違った特徴があります。わがままで得体が知れないから、みんなが困っている。この原稿を書いている時点でわかっていることをまとめてみました。

①無症状の陽性者が多い

実際の感染者数は公表の何十倍もいるはずです。しかし、その大半は無症状です。大半の人にとっては無害、もしくは弱毒性のウイルスといえるでしょう。ただし、重症化リスクのある人は注意しなければなりません。

②潜伏期間が長過ぎる

最大で3週間もの潜伏期間はとても長い。細胞内でのウイルス増殖は、なぜかゆっくりとしたスピードです。潜伏期でも人から人へ感染する可能性があることが厄介です。

③持続感染する可能性がある

陽性と判定されてから治療を経て回復。しかし、再び陽性と判定されるケースがあります。再陽性化率は14％という報告もあります。なぜ再び陽性になるのか。実は完全には回復しておらず、持続的に感染している可能性があります。2度活性化する二峰性の可能性もあります。結局、長期観察が必要で、この点ではC型肝炎ウイルスやヘルペスウイルスを連想させます。

④PCR検査の特異度が高く、感度が低い

特異度とは、陰性のものを正しく陰性と判定する確率のことです。感度とは、正確に陽性という結果が得られる割合です。

新型コロナにおけるＰＣＲ検査の感度は、30～50％と高くありません。「陽性」には意味がありますが、「陰性」は、ウイルスはいるが量が少ない可能性があります。そのため陰性と判定されても、「偽陰性」の可能性があります。ウイルスが変異していることも考えられます。一部のマスコミが「希望者全員にＰＣＲ検査を！」と言っていますが、そんなことをしたら医療崩壊を招くだけです。

⑤ウイルスが便に出る

便からも新型コロナが検出されることがわかりました。つまり、糞便感染のおそれがあるので、トイレでの消毒や手洗いも大切です。

⑥尿にも出る

尿からもウイルスが検出されるということは、腎臓や血液中にもウイルスがいるということです。髄膜炎になった方がいるのは、脳にもウイルスが移行してしまったからです。主に呼吸器の感染と考えられていますが、全身感染すると考えるべきかもしれません。

⑦**第2波が充分ありえる**

感染症の流行が一旦収束したように見えても、第2波が襲ってくる可能性があります。日本国内で収束したとしても、中国から〝逆流〟して第2波が来ることも考えられます。

スペインかぜのときは、**第1波よりも第2波のほうが深刻**で、アメリカでは第2波の致死率が10倍になりました。**第2波のほうが怖い**ことは、人類史を振り返っても明らかです。

⑧**そして、みんなが感染する**

最終的に世界の7割の人が感染するという説があります。やがて市中感染となり、感染者は徐々に増えていきます。専門家によって意見は分かれるでしょうが、新型コロナが1、2年で収束しないのは確実でしょう。

⑨**抗体ができるかどうか**

2020年3月9日、患者の血液から新型コロナの「抗ウイルス体」を検出することに成功したと報じられました。そして、クラボウという会社から、新型コロナの抗体を調べる簡易検査キットが発売されました。今後はＰＣＲ検査だけでなく、抗体検査が広まるでしょう。

⑩ワクチンはできるのか

ノロウイルスのように、ワクチンができないウイルスもあります。２００９年の新型インフルエンザの際は、ワクチンができたときには集団感染のピークを過ぎていました。今回も、ワクチンができるとしても1年以上かかるでしょう。

個人攻撃はやめよう！

マスコミが「〇〇県で新たに5人の陽性が判明！」「感染経路はAさんからBさんへ」などと連日報道していましたが、陽性者が増えれば増えるほど、無意味な報道になります。クラスター感染から市中感染へ移行するに従い、無用な「個人攻撃」はやめるべきです。大阪のライブハウスでの集団感染の報道は個人情報に配慮されず、参加者は本当にかわいそうでした。

もしも大都市で非常事態宣言が出されたら、警察を総動員するべきです。街角に立たせて、不要不急の外出者を厳しく取り締まります。中国の武漢では人と人の距離を1メートル以上空けないと警官が厳しく注意していました。日本でももし非常事態宣言が出た場合、これを見習うべきでしょう。

ところが、政府の対応は、十分に練られたものとは思えません。「外出自粛」は中途半端な要請でしたし、学校の一斉休校を要請したところ、一部の繁華街は休日気分の学生でにぎわってしまいました。

若者は感染しても症状が出にくいので、繁華街に行くことでスプレッダー（二次感染例を引き起こす人）になる恐れがあります。一斉休校の判断が正しかったのか間違っていたのか、現時点で判断するのは難しいところですが、後世のために検証が必要です。

3月に入って中国と韓国からの入国規制を行いましたが、遅きに失した感は否めません。ヨーロッパ全土に新型コロナが拡大したものの、入国制限を行ったのは3月21日のことでした。いつの時代でもそうですが、政府の対応は後手を踏んでいるな、という印象です。

手洗いの時間・回数による効果

手洗いの方法	残存ウイルス数（残存率）★
手洗いなし	約1,000,000個
流水で15秒手洗い	約10,000個（約１％）
ハンドソープで10秒または30秒もみ洗い後、流水で15秒すすぎ	数百個（約0.01％）
ハンドソープで６0秒もみ洗い後、流水で15秒すすぎ	数十個（約0.001％）
ハンドソープで10秒もみ洗い後、流水で15秒すすぐ。それを２回繰り返す	約数個（約0.0001％）

★手洗いなしと比較した場合
＊森功次他：感染症学雑誌、80:496-500,2006

今後の市中感染の急速な拡大を防ぐには、**人と人との距離感が大切**。感染の流行時はなるべく距離を意識すること。マスクよりも、こまめな手洗い。特にハンドソープと流水での手洗いを2回繰り返すことが効果的です（上図）。そしてなにより、歩行習慣で体力を強化し、ウイルスへの抵抗力・免疫力を高めること。この本の中で、その方法を明らかにしていきます。

確実にわかっているのは、騒動は
すぐには収束しないということ。
まずは自分でできることをする。
人と人との距離感を意識し、
こまめな手洗い、
そして歩行習慣を！

第2章

ウイルス対策は予防につきる

6 密閉空間における集団感染の教訓

新型コロナは、ライブハウス、屋形船、介護施設などで多くの感染者を出してしまいました。狭い密閉空間で、多くの人が濃厚接触をしていた場所です。濃厚接触とは、直接触れ合うことだけではなく、2メートル以内の距離で3分以上接していた状態のこと。ライブや屋形船での宴会は少なくとも2時間以上はあったはずで、クラスターを生みました。

ライブハウスではお客さんも大声で歌ったり、声を出すことがありますし、屋形船では同じマイクでカラオケをしていたこともわかっています。つばが飛んで飛沫感染もあったことが容易に想像できます。

空気感染とエアロゾル感染は区別されていますが、新型コロナが空気感染、エアロゾル感染を引き起こすかどうかは、まだ明確ではありません。いずれにせよいえるのは「**人と**

の距離が近いほど感染のリスクが高まる」ということ。外気が入らない密閉空間はさらにリスクが大きくなります。

なぜか自粛要請が出ない娯楽施設

立食パーティーや飲み会を控えるよう、政府からの要請がありました。２０２０年３月中旬の時点でなぜかカラオケボックスが対象になっていないのは、カラオケボックスのお客さんから感染者が確認されていないからでしょうか。カラオケボックスもリスクが高いのは間違いないので、騒動が収まるまでは気をつけたほうがよいと思います。

なぜか自粛要請が出ていない娯楽として、**パチンコ店**が挙げられます。密閉空間で人との距離も近い。誰が触ったかわかないハンドルを握って遊戯をします。さらに、あとで詳しく書きますが、新型コロナによる重症化リスクを一気に引き上げてしまう、タバコの問題もあります。

タバコを吸わない人も、常に受動喫煙を受けます。それでも自粛要請が出ないのが不思議です。

タバコ業界のアドバイザーを務めている政治家もいます。タバコ会社に忖度しまくっているため、自粛要請を出せないのでしょうか。カラオケもパチンコも制限されていなければ、好きな人は行きます。

一方、残念ながら中止となってしまいましたが、春の選抜高校野球は開催できたのではないかと思います。甲子園球場は屋外なので密閉空間ではありません。応援団は全国からバスや船で移動する際に集団感染のリスクがあるので仕方ないですが、試合自体はできたのではないか。最低限の観客での開催、もしくはお客さん同士の間隔を十分に空けるようにすれば、飛沫感染や接触感染のリスクは低減できたでしょう。

クラスターは、
「密閉」「密集」「密接」の
３つの「密」が重なったときに
生まれる。
タバコは、
肺炎の大きなリスクになる

7 閉じ込められると必ず病気になる

横浜港に停泊したクルーズ船内の集団感染でハッキリしたのは、人間は強制的に閉じ込められると体調が悪くなるということです。これは、新型コロナに限った話ではありません。クルーズ船に閉じ込められた乗客たちのなかには、精神の著しい変調を訴えた人もいたそうです。長期間、狭い部屋の中から出られないわけですから、ずっと強いストレスを受けていたのでしょう。狭い場所に閉じ込められると、精神的なストレスだけではなく、次のようなリスクがあります。

- **身体機能が低下する**
- **認知機能が悪化する**
- **その結果、免疫機能が低下し、ウイルスに弱い体になる**

「**入院関連機能障害**」という言葉があります。入院も、病室に閉じ込められるようなもの。長期間の入院生活は、すべての身体機能を低下させます。

ところが、新型コロナのＰＣＲ検査が陽性となれば、入院し、病室から出ることは許されません。その結果、高齢者は筋力が日に日に落ちてしまい、寝たきりになってしまいます。

高齢になると、一旦落ちた筋力を取り戻すのは容易なことではありません。退院しても、元どおりの生活が送れなくなる可能性があります。

長期間の入院により、高齢者の認知機能は低下します。認知症の人は、さらに悪化します。野生の動物を長期間、狭い檻の中に閉じ込めると発狂します。人間も同じ動物です。強制隔離は高度のストレスになります。

新型コロナで陽性と出れば、病院へ強制的に連行されます。高齢者で、もしも肺炎のような症状が見られたら、まずは主治医に相談しましょう。そして、日頃の予防が重要です。そのために必要なのが歩行習慣なのです。

高齢者を長期間閉じ込めると
必ず病気になる。
肺炎が疑われる高齢者は
まずは主治医に相談を。

8　医療機関でウイルスをもらわないためには

ウイルス感染のリスクを考えると、**病院ほど危険なところはありません**。院内感染という言葉がありますが、新型コロナも例外ではありません。新型コロナが疑われる症状とされている、微熱の継続や体のだるさ、息苦しさがあると、パニックになったり不安になったりしてしまうのもわかります。しかし、病院に行った結果、ウイルスに感染してしまうことがあります。本当に自分が陽性だった場合は、周囲の患者さんにうつしてしまうことも考えられます。

大きな病院になると待合スペースで2時間、3時間待たされることもあります。その間に周囲に感染が広がる可能性があります。病院はまさにホットスポット。安易に踏み入らないほうが得策なのです。気になる症状があれば、まずは、「**帰国者・接触者相談センター**」に電話することが大切です。

新型コロナにおいて、病院が果たすべき役割は重症の患者さんに人工呼吸器をつけて死なせないことです。新型肺炎を起こし、重症化した人は集中治療室で、人工呼吸器を装着して回復を待ちます。日本の医療レベルは高いので安心してください。

医師たちは防護服を着て診療にあたります。ＰＣＲ陽性の患者さんを受け入れている病院はまさに戦場です。

本当に病院へ行く必要があるのかどうか、まずは冷静に考えていただきたいです。「不安だから医療機関へ」は、考え直しましょう。

「**病気の人から健常者にうつさない**」ことが大切です。

「病院が危険な場所」ということが、ようやく浸透してきたように思います。新型コロナ騒動が起きてから、各地の病院では来院患者さんが減少しているようです。私のクリニックでもそれは同様です。ある意味、これはとても良いことです。患者さんもそうですし、私たち医療関係者も感染のリスクを抑えることができます。

慢性疾患で通院中の人には、**電話やテレビ電話などを利用して再診し、処方せんを患者**

新型コロナウイルス感染症の経過

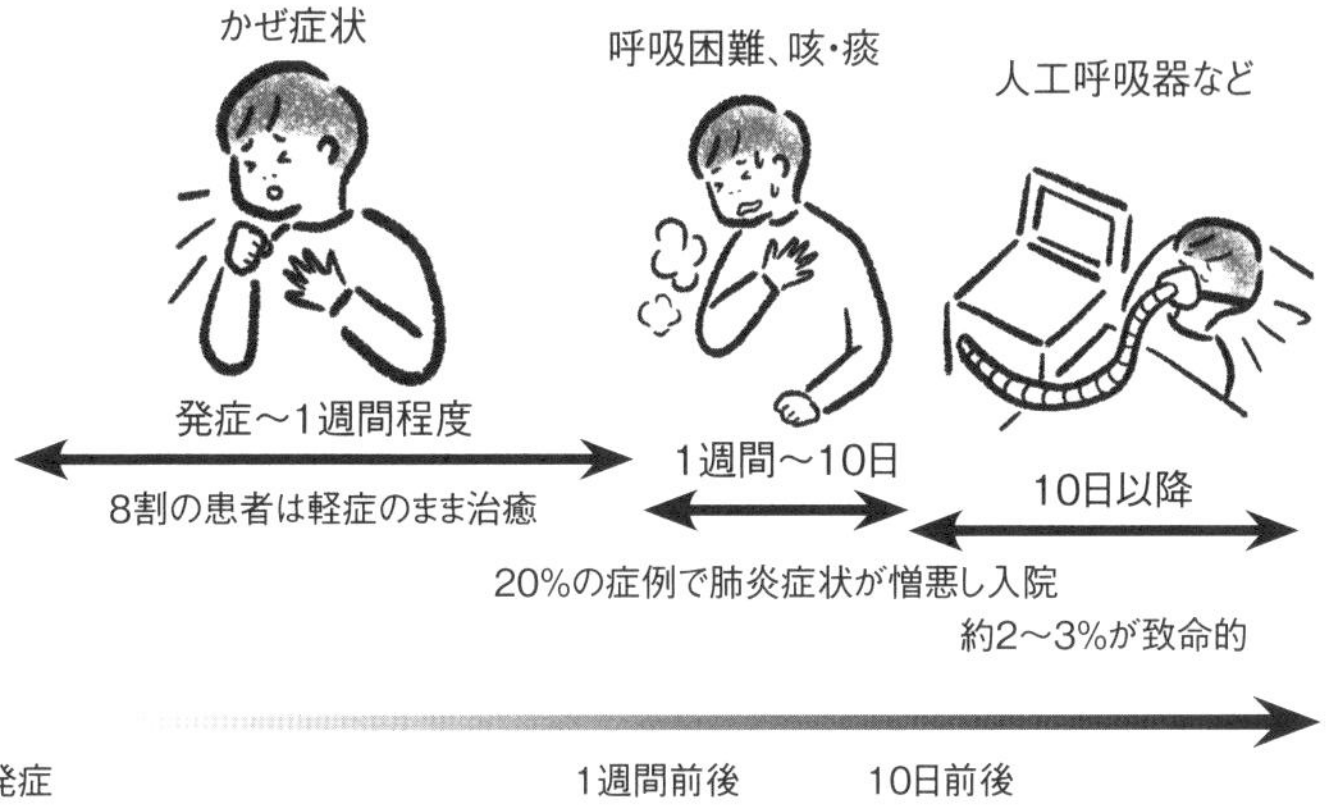

＊新型コロナウイルス感染症 COVID-19 診療の手引き・第１版 2020/03/17
新興・再興感染症及び予防接種政策推進研究事業

さんが希望する薬局にＦＡＸで送ることが許されています。薬局に薬を取りに行く必要はありますが、病院よりも待ち時間は短いはず。

非常時にも電話再診で診察や相談に応じてもらえるよう、普段から「かかりつけ医」をつくっておくことが大切です。

ストレスからのＰＴＳＤに注意！

２０２０年３月に増えてきたのが、いわゆる「自粛疲れ」による体調不良です。元気な人も活動を自粛し、行動を控えるようにしています。幸い、海外諸国に比べ、日本では感染の急速な拡大を防ぐことができていますが、同時に強いストレスを生み出しています。

長期間の強制隔離のストレスはさらに強く、移動の自由を奪われるのは、尊厳を奪われることとイコールです。ストレスからくる代表的な症状はＰＴＳＤ（心的外傷後ストレス障害）。新型コロナの騒動以降、発症する人が増えており、新たな社会問題になることが懸念されます。東日本大震災が起こってから９年が経過しましたが、今もＰＴＳＤに苦しんでいる方々がたくさんいます。

ストレスを受けたり、ＰＴＳＤになると、免疫力が低下します。その結果、ウイルス感染だけなく、さまざまな病気に罹患する可能性が高くなります。

ストレスとＰＴＳＤを予防するためにも、積極的に歩くことが有効です。免疫機能を高めることにもつながります。ホットスポットに近寄らず、自粛ムードに負けない生活を送るようにしてください。

感染症の流行時、
病院はホットスポットになるので
なるべく近づかない。
不安な人は
電話を使った遠隔診療と
処方せんFAX制度を
活用しよう。

9 マスクやワクチンの前にやるべきことがある

新型コロナ感染者の日本国内の分布図を見てみると、当初は、東京、愛知、北海道、大阪、兵庫など〝都市部〟で感染者が急増したことがわかります。現代日本には大都市があり、そこにたくさんの人が集まります。たくさんの会社や学校、さまざまな店舗や娯楽施設、病院などがあり人が往来するので、いや応なしに濃厚接触や飛沫感染のリスクが高くなります。

人間の密度が高いこと自体がリスクです。たとえば満員電車の中では濃厚接触が起こりえます。窓を開ければ換気もできますが、寒い季節や雨の日は開けることができません。自宅やオフィスの湿度も大切です。**湿度が高いとウイルスは不活化します**（左ページのグラフ）。テレワークや時差通勤を推奨する企業もありますが、まだ浸透していません。今回の新型コロナ騒動を機に試してみれば、次なる感染症が到来したときの備えになるで

インフルエンザウイルスと湿度・温度の関係（６時間後生存率）

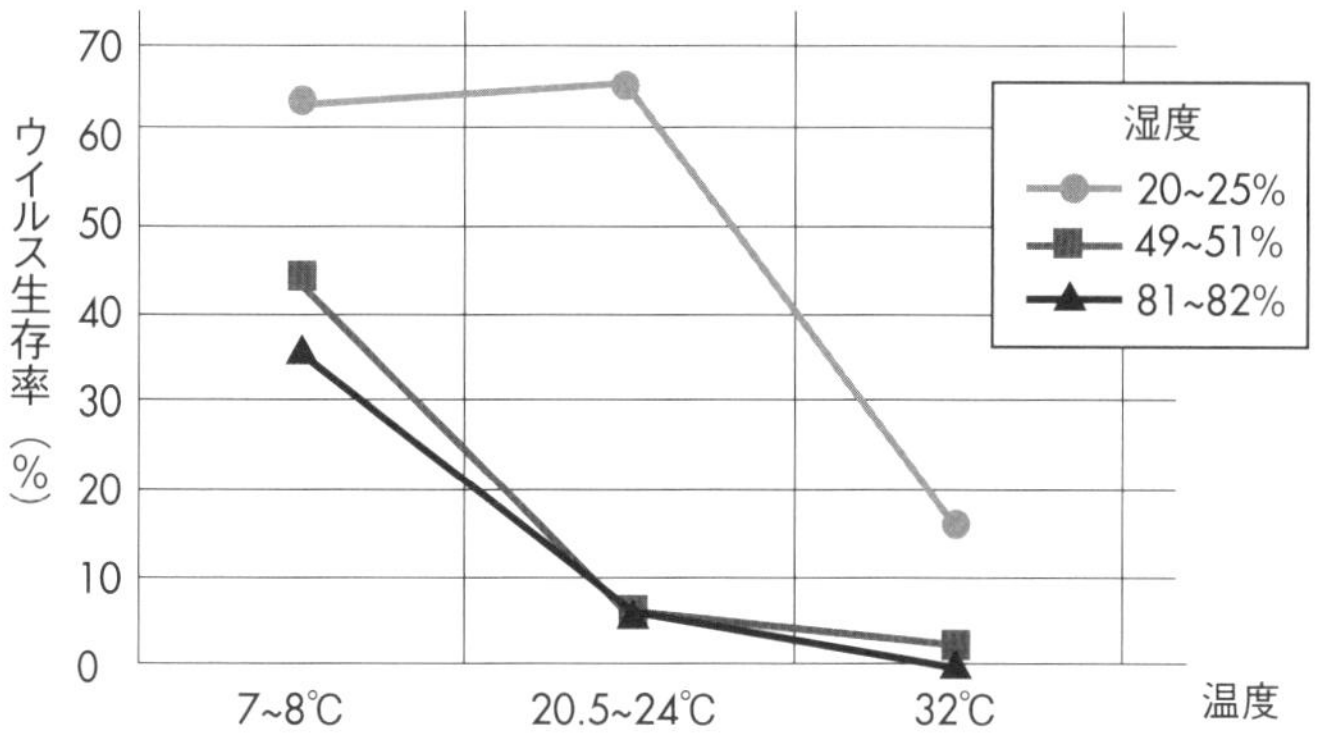

*Harper,G,J.:Airborne micro-organisms: survival tests with four viruses. J.Hyg.Camb.,59;479?486,1961

多湿に弱いインフルエンザウイルス

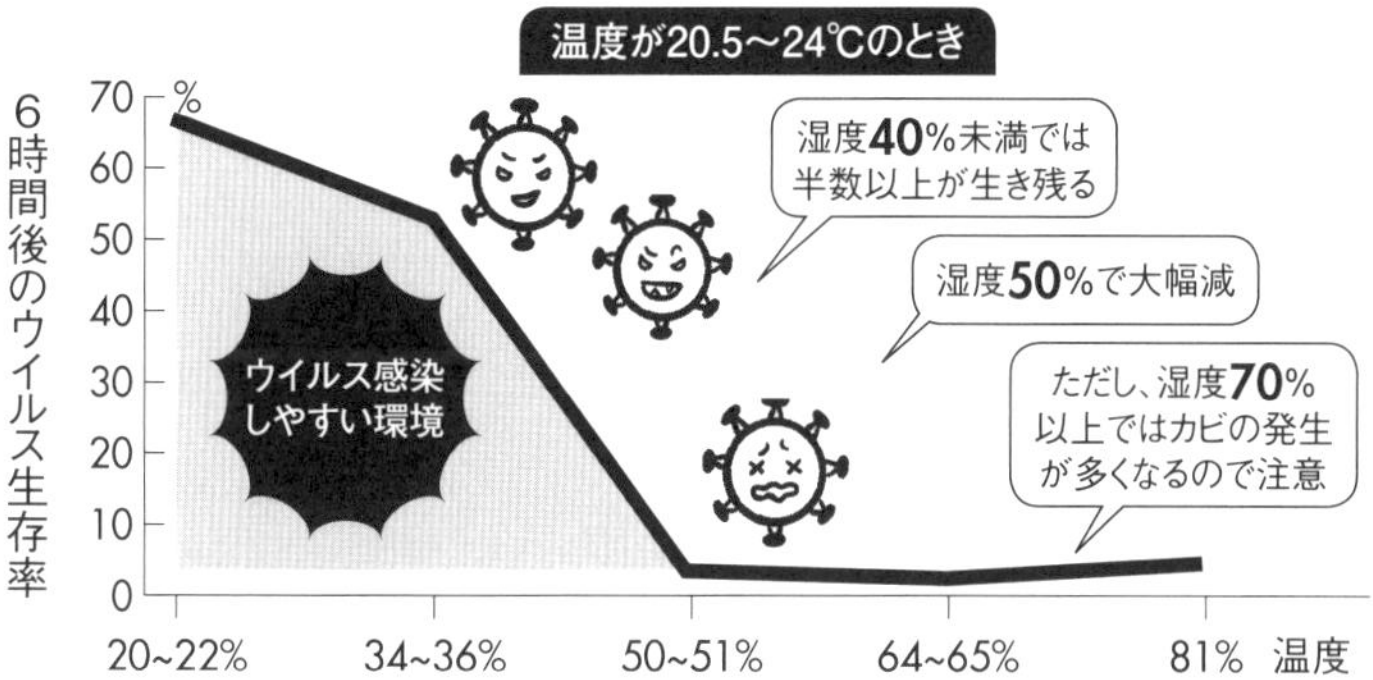

（注）G.J.ハーバー氏1961年のデータを基に作成

＊『室温・湿度管理でインフル予防　20度以上、50～60%が理想』日経電子版　2015/11/19

しょう。

新型コロナの流行は一旦沈静化しても、再び流行する可能性があります。感染者が数年間にわたって増え続けていくと分析する専門家も多くいます。いずれにせよ、かなりの長期戦を覚悟しないといけません。行動の制限をしながらも、いかに経済効率を維持するかが、現代社会に課せられた問題です。

日常生活において、ウイルス感染の予防法として一般的なマスクはあまり有効ではない、とWHOは言っています。たとえば花粉症用のマスクはウイルスには無力です。花粉の大きさをバスケットボールに例えると、ウイルスの大きさは胡麻1粒程度です。花粉用のマスクをしたところで、ウイルスは簡単に通り抜けてしまうのです。

濃厚接触の可能性がある感染症外来では、N95という感染予防のマスクを装着することになっています。しかし開業医や一般の病院には普通のマスクさえないのが現状です。それどころか、消毒用のアルコールも入手できない異常事態が続いています。マスクよりも確かな効果があるのは、こまめな手洗いであることは間違いありません。マスクがない（入手できない）私も、手洗いだけはこまめにするように心がけています。

ワクチン開発に期待が寄せられていますが、実際に使われるまでに1年以上かかるといわれています。２００９年の新型インフルエンザ騒動のときも、ワクチンが完成した頃には感染のピークは過ぎていました。しかし感染の恐怖感だけは残っていたので、ワクチン接種の優先順位をめぐって大騒動が起きました。一方、ノロウイルスのように、ワクチンがつくれないウイルスもあります。いつできるかわからない特効薬やワクチンに期待するよりも、今すぐからできる自己防衛を徹底したほうが理にかなっています。

特効薬が見つかれば状況は一転するかも

新型コロナに対して2020年3月15日現在、１００以上の薬剤の臨床治験が行われているそうです。あと半年もすれば、ＨＩＶの薬、アビガン、オルベスコなどが特効薬として認められる可能性があります。

もしそうなると、新型コロナとの闘い方が一転するかもしれません。

新型コロナ肺炎のCT画像

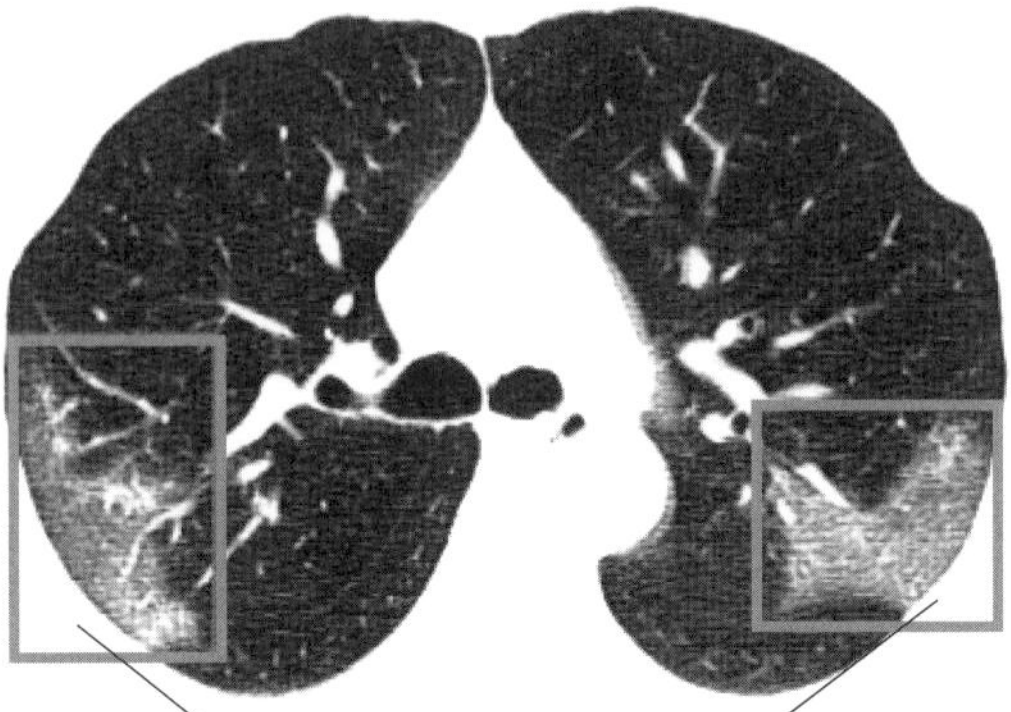

＊Citation: Radiology. Jan 31 2020 CT Imaging of the 2019 Novel Coronavirus (2019-nCoV) Pneumonia

新型コロナ肺炎は両肺に起こり、CT画像では淡い影が特徴とされています（上写真）。臨床症状では痰がたまりやすく酸素飽和度（SpO2）が低下しやすいのが特徴です。痰を上手く喀出できればいいのですが、高齢者や喫煙者でそれが十分にできない場合、新型肺炎は重症化し、人工呼吸器の装着を迫られます。そんなとき、炎症を抑えて気管支を広げる薬を吸入すると、痰の喀出さえできれば死亡率が低下する可能性があります。それがオルベスコという吸入薬です。また30年前から膵炎に使われてきたフサンという薬も、いわば対症療法です。ヘルペスウイルスの薬やC型肝炎治療薬も試されていますが、これは根治療法をめざしています。

このように、おおまかには対症療法と根治療法に分けられます。

ちなみに季節性インフルエンザに特効薬があると思っている人が多いでしょう。しかしインフルエンザと診断された際、タミフルなどの抗インフル薬は使われない傾向にあり、「特効薬」と呼ぶことに私は違和感があります。効果が限定的なわりに副作用が無視できないことや、耐性ウイルスの問題があります。したがって、若い総合診療医の間では、タミフルを処方しない医者が良い医者とされています。もし救急外来で一晩に10人のインフル患者さんが来たとしましょう。一生懸命説明しても、根負けしてタミフルを出さないと収まらないことがあります。この場合、診療医同士の会話では9勝1敗と表現しています。

ウイルス対策は薬よりも予防につきます。こまめな手洗いと、距離感を意識して密閉空間を避けることが基本です。でも家族に発熱者が出た場合はどうすればいいでしょうか。まずは寝る部屋を分けて濃厚接触を避けてください。**こまめに窓を開けて換気をしましょう。**発熱者の入浴はいちばん最後に。余裕があるなら家族が別の家に疎開するのもいいでしょう。強制隔離は強いストレスになりますが、自由意志による自粛なら、ストレスはそれよりずっと小さいはずです。そして散歩することはできます。

花粉症のマスクで
ウイルスは防げない。
手洗いと人との距離、
換気と湿度で
ウイルスの居場所を
なくすしかない。

第3章

歩行習慣でウイルスを寄せつけない

10 歩いて抵抗力・免疫力を上げる！

もっとも有効なウイルス対策は、体力アップ、つまり抵抗力・免疫力を上げることです。人工のワクチンではなく、いわば自然のワクチン（のようなもの）をつくっておくこと。ウイルスが体内に入ると炎症反応が起きて、免疫システムが作動しはじめます。司令塔であるT細胞というリンパ球が、B細胞に、ウイルスに対する抗体をつくるよう指示を出します。それを受けたB細胞がウイルスに対抗するための抗体をつくりはじめます。こうしてウイルスを不活化させます。ウイルス侵入に応答した自然免疫です。T細胞やB細胞など、免疫システムを活性化させるには、サイトカインと呼ばれる生理活性タンパク質の役割が重要です。さまざまな病原体から人間の体を守る役割を担っているものもあり、免疫細胞とサイトカインが正常に機能すれば、ウイルスに対する免疫力が発揮されます。

強度の弱い運動が免疫細胞を安定させる

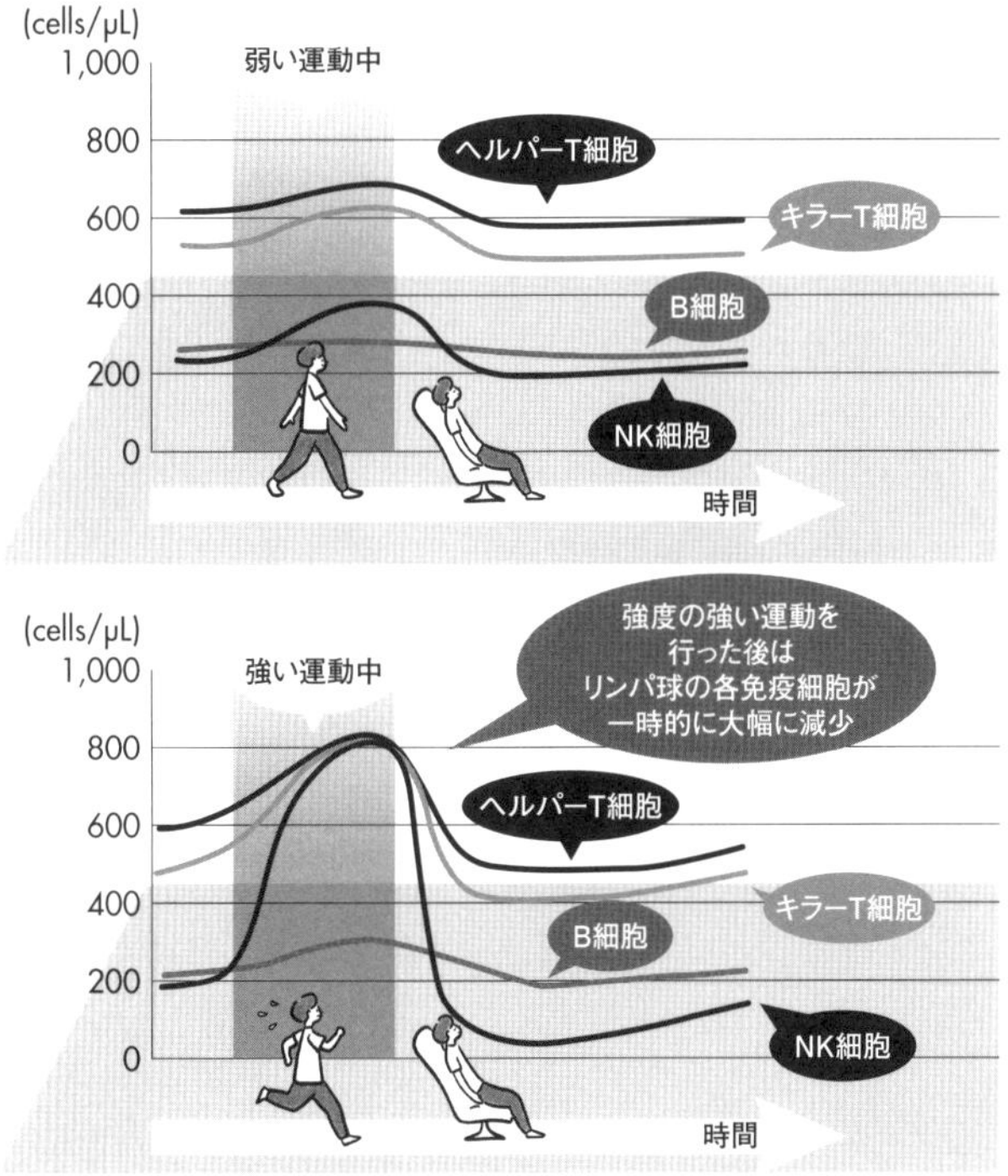

＊この冬、通勤サイクリングで強い身体になる。免疫力と自転車運動の関係
通勤サイクリングラボ　2020/01/08　Vol.31

また、免疫担当細胞の一つであるナチュラルキラー細胞（ＮＫ細胞）の活性を上げておくことも大切です。最近よく耳にするＮＫ細胞は、風邪やインフルエンザだけでなく、がんや生活習慣病をも撃退することで有名になった免疫細胞です。

適度な運動を行うと、免疫システムが活性化されることがわかっています（Ｐ58図）。あくまでも「適度」というところがポイントで

適度な運動で感染リスクを軽減する

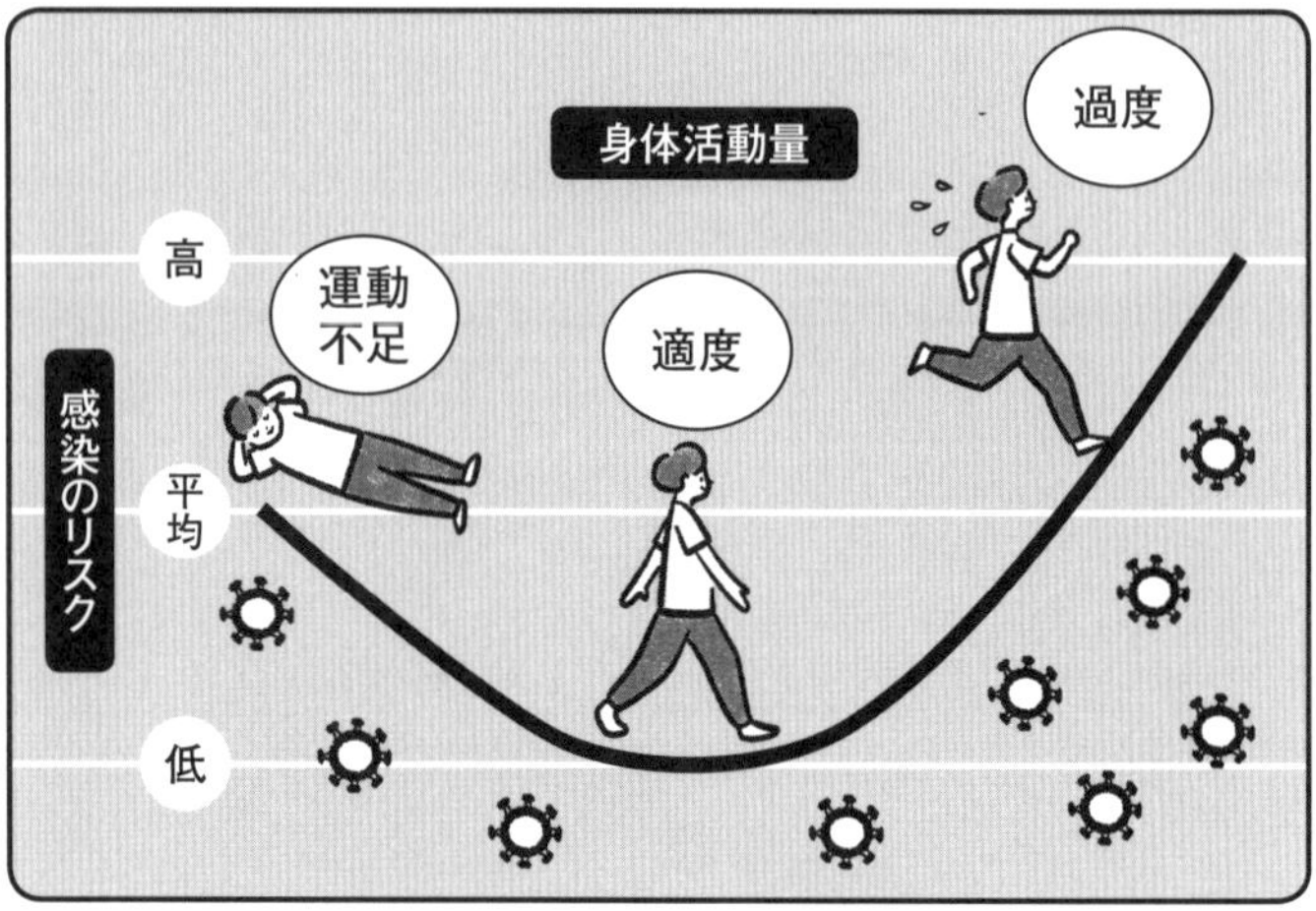

*適度な運動で感染リスクを軽減　運動強度、頻度と上気道感染の発症頻度[Jカーブ現象]
Nieman,1994 Med Sci Sports Exerc 26:128-139 より作成
監修:名古屋市立大学大学院システム自然科学研究科　奥津光晴講師

す。ランニングなどの激しい運動は、人間の遺伝子に傷をつける活性酸素を増やしてしまい、逆効果になります。**この「適度な運動」にちょうど良いのが、歩くこと＝ウォーキングです。私が著した5冊の「歩行本」でお伝えしたいことは、多くの病気にウォーキングが実に大きな効果を発揮する事実**です。

歩行習慣を続けるためのポイント

免疫細胞を活性化させるには、ただ歩くだけでなく、楽しんで歩くことが大切です。楽しく歩くためのポイントを紹介します。

①ウォーキングシューズ選び

着地の衝撃をやわらげる靴、なおかつ、自分の足に合った靴を選んでください。そのため、シューフィッターに相談するのも有効です。お気に入りのデザインで履き心地が良いと、毎日でも履いて、ついつい歩きたくなります。ハイヒールや革靴はなるべく避けましょう。

②歩くときのファッション

動きやすいファッションだと毎日の歩行が楽しくなります。荷物はリュックサックに入れて手ぶらで手を振って歩いてください。ウォーキングは上半身や腕の筋肉も使う全身運動なのです。同時に上手に呼吸をしながらの有酸素運動なので、過剰な活性酸素は出ません。

免疫細胞を活性化させる歩行速度は「息が少し弾み、汗をかく程度」です。

③仲間をつくる

ウォーキングに限らず、仲間がいると長続きする人がいます。地域の「歩こう会」も増えてきました。しかしウイルス流行時には、他の人との間隔を少し空けて歩いてください。

④1人でも楽しく歩ける

もちろん、一人で歩く時間も大切です。「**コグニサイズ**」で脳も活性化します。川柳を考えたり計算をしたりしながら歩くコグニサイズは、国立長寿医療研究センターから世界に発信されたエビデンス（根拠）のある認知症予防法です。さらに、目に入った車のナンバーを足し算してみるのもいいでしょう。人通りがなければ歌いながらもいい。ただ歩くよりも楽しくなり、歩行習慣を身につけることにも役立ちます。

膝や腰に不安があるという人はプールでの水中ウォーキングもいいでしょう。一人で歩行ができないという人は、人の手を借りてもいいので5分、10分でも屋外を歩いてください。たったそれだけでも、ウイルスに対する抵抗力・免疫力を上げることができます。

歩行により免疫システムが
活性化する。
体力がアップし、
ウイルスへの免疫力が向上。
「ながら歩行」を
習慣化させることが大切！

11 ウイルスは紫外線で不活化される

ウォーキングに適した時間帯はあるのでしょうか。ウイルス対策として考えるならば、できるなら毎日、**太陽が出ている時間帯**に歩いてください。一般にウイルスは紫外線にとても弱く、紫外線に当たると不活化します。まあノロウイルスのような、とてもしぶといウイルスもいますが例外としましょう。咳やくしゃみで体外に排出されたウイルスは、体だけでなく、当然、衣服にも付着します。しかし歩行で紫外線を浴びれば不活化できます。大気中のオゾンの酸化作用もあります。

歯科医院の入り口に置いてあるスリッパ入れや、スーパー銭湯の脱衣所にある殺菌灯を思い出してください。殺菌灯は正確には「殺ウイルス灯」といいます。殺菌灯は紫外線を照射し、スリッパなどについたウイルスを不活化します。骨を強く保つ、ビタミンDの活性化にも欠かせません。どうせ歩くのならば室内よりも屋外、夜間よりも昼間に歩くことがウイルス対策につながります。紫外線と聞くと皮膚がんや白内障の原因として悪役のイメージを持たれがちですが、適度に浴びるぶんには心配要りません。体にとって良い効果もたくさんあるのです。ウイルス対策として衣服に除菌スプレーをする人もいますが、昼間の時間帯に天日干しをするだけで効果があります。布団を天日干しすることは、ダニ対策だけでなく、ウイルス対策にもなるのです。

日焼けが気になるという人は帽子をかぶり、腕を少しまくるだけでも効果があります。日焼けを気にしないという人は、肌をある程度露出して、10分間日光浴をするだけでもいいです。晴れている日は、積極的に外に出て歩きましょう。でも曇りの日でも紫外線を浴びることはできます。ウイルスが嫌がるライフスタイルを意識しましょう。

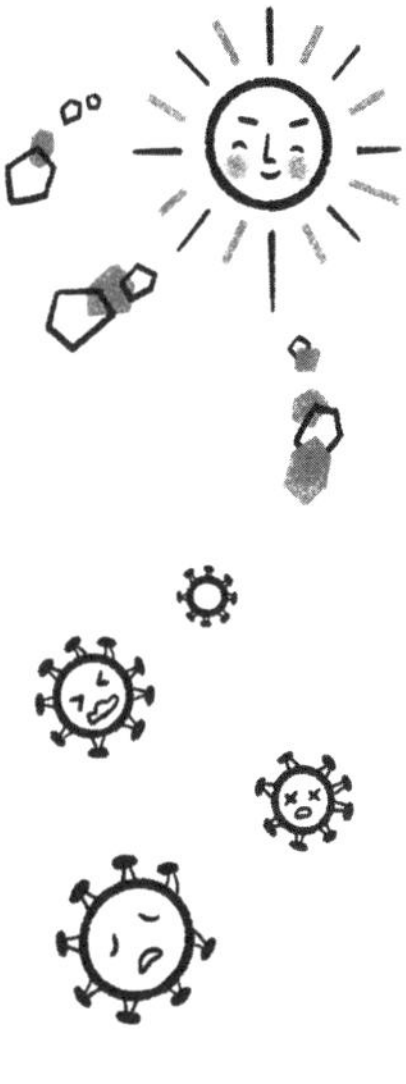

ウイルスは
紫外線で不活化する！
どうせ歩くなら
夜間よりも昼間に。
ビタミンDの活性化で
骨も丈夫に。

12 ウイルスが困る生活を心がける

ウイルスは自分が消滅しないために人間や動物に次々と感染して、やがて世界中に移動して広がります。人から人にうつりますが、もしもその距離がすごく空いていればジャンプする先がなくなり不活化します。したがって、なるべく人との距離を空けることが、ウイルスの封じ込めに有効です。

ウイルスにとって困るのは、抗体の存在です。人間の体には免疫細胞だけでなく、外敵の侵入を局所で撃退する免疫物質があります。その一つが「IgA」という抗体です。ウイルスの侵入口である口や鼻や気道や眼にIgAがたくさんあれば、免疫力が高い状態といえます。人体にはさまざまな抗体があります。また、ワクチンという手法で人工的にIgAという抗体をつくり出すこともあります。これらの抗体はあたかも警察組織、特殊部隊、自

継続的なトレーニングにより唾液IgA分泌速度の変化

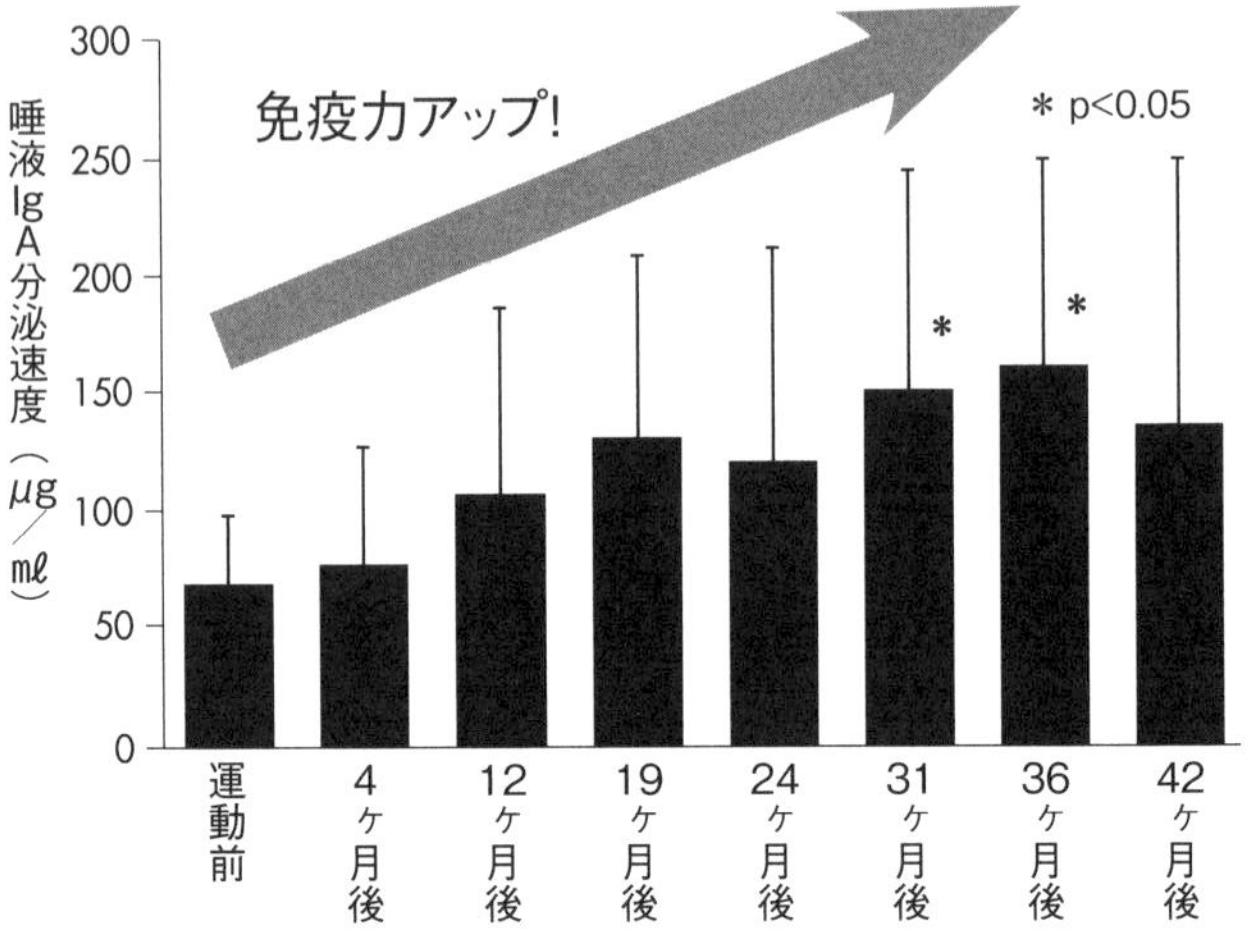

＊赤間高雄ら．スポーツ科学研究，2: 122-127, 2005.

衛隊、地域の民生委員さんのように映ります。

季節性インフルエンザワクチンの効果は約半年しかありません。またワクチン接種を受けても十分な抗体ができるとは限りません。一方、肺炎球菌ワクチンの効果は約5年です。

ワクチンという手法で人工的に抗体をつくる予防法もありますが、多くは期間限定です。いちばん良いのは自力でIgA抗体をつくることです。もともと備わっている免疫システム全体を強化しておくことです。

継続して運動を行なうと、IgAの分泌速度がアップします（上図）。

歩行習慣で
免疫能を保てる。
免疫力が下がっている高齢者ほど
歩く習慣が大切である。

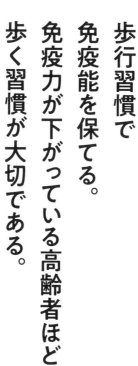

13 「ピンコロ」を願う人は歩行習慣を！

楽しみながら歩く方法はたくさんあります。たとえば日帰りの山歩きに出かけることです。おすすめは、関東であれば高尾山、関西であれば六甲山など、日帰りで行ける小高い山や丘です。**登山やハイキングによる歩行は、体力・筋力がアップするだけでなく、ウイルス対策にもなります。**

ただ気をつけたいのは、**山に行くまでの満員電車を避ける**ことです。ウイルス流行時は気にしたほうがいいでしょう。登山が終わったあとの食事会や飲み会も、ウイルス流行時は避けたほうがいい。前後を歩いている人との距離を十分に保って歩けば、ウイルスを恐れず山歩きをすることができます。普段歩くのに適している場所は、公園や河原や広い歩道など。ここは制限がありません。ウイルス騒動のなか、外来患者さん全員にそうすすめています。

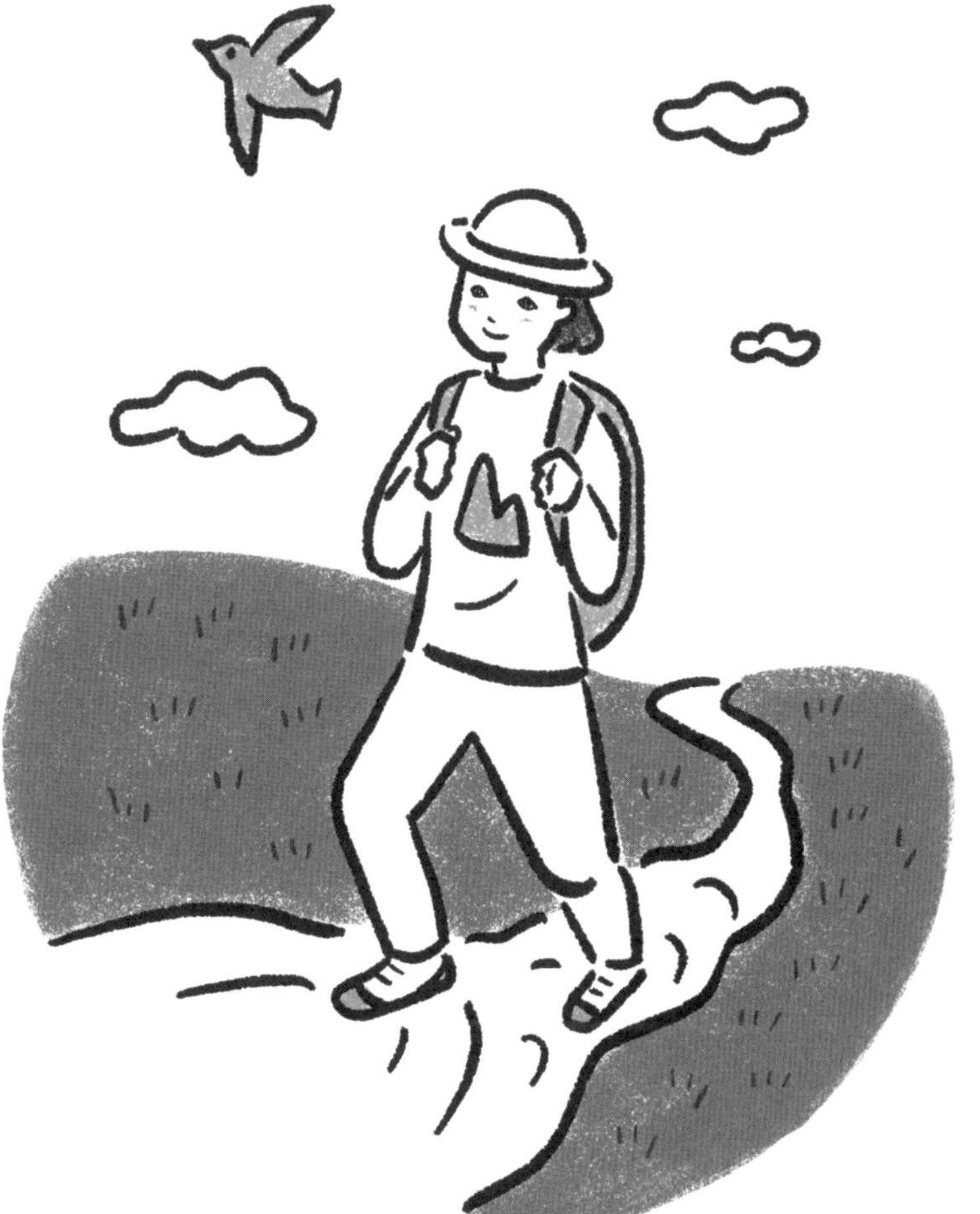

個人的な話で恐縮ですがゴルフもいいですね。あのだだっ広い空間に人間はほんの少ししかいません。紫外線もたっぷり。**ゴルフ場に通われている80代、90代の方が風邪をひいたという話を聞いたことがありません。**免疫能がよほど高いのでしょう。一方、運動習慣のない人ほどよく風邪をひく傾向にあります。高齢のゴルファーはみなさん驚くほどお元気で、セロトニン顔をされ、感染症にも強い方ばかりです。これは登山やハイキングを趣味している人にも共通しています。そもそも、そんな人間観察が、本書を書こうと思った動機になっています。

趣味をウイルス対策につなげる

「最後はピンピンコロリがいいな」

高齢の方がよく言われる言葉です。ピンピンと人生を楽しんで、最期はあっけなくコロリと死んでいく。このピンピンコロリを理想と願うのですが、現実は8割の人が真反対になります。平穏死は難しいものです。しかし元プロ野球監督の野村克也さん、沙知代さんは、夫婦そろってまさに「ピンピンコロリ」でした。人生をおおいに楽しみ、最期は文字どおり突然でした。私は夕刊フジの毎週金曜日に「ドクター和のニッポン臨終図巻」という連載をしています。その週に亡くなられた有名人の生き方と逝き方を書いています。書きながらいつも思うのは、引退後もよく体を動かしているスポーツ選手にピンピンコロリが多いことです。

高齢ゴルファーはあまり風邪をひかない、と書きましたが、多くの方がピンコロに近い形で他界されています。ゴルフ場の掲示板には最近亡くなったメンバーの名前が張り出されますが、つい最近までお見掛けし、元気にプレーされていた方ばかりなのです。**ゴルフやグラウンドゴルフやハイキングなどの歩行習慣がピンコロの理想を実現したのかもしれません。**歩行習慣でストレスとは縁遠くなるので、免疫力を高く保つことができます。

山歩きやゴルフだけでなく、ゲートボールや散歩など気軽に毎日できる習慣がたくさんあります。自分の趣味を上手に生かして、日常的に運動をしていれば、自ずとウイルス対策にもなります。

山歩きやゴルフは
歩行&紫外線のWメリット！
ピンコロを実現するためにも、
日頃から
歩く習慣をつくりたい。

14 「ちょこまか歩き」で歩行習慣をつくる

日々の外来診療で患者さんに歩くことをすすめると、決まって次のような言葉が返ってきます。

「そんな時間はありません」
「いつ、どこを歩けばいいんですか?」
「何歩くらい歩けばいいのですか?」

歩行習慣を生活に取り入れる際、身構える必要はありません。特別なウォーキングをお願いしているわけではないのです。あくまでも歩行習慣を普段の生活に組み込むだけです。

そのために必要なモノは、**リックサックとウォーキングシューズだけ**です。

かつては「一日1万歩」が目安といわれていましたが、私はそんなことは言いません。計測するのが面倒くさいのです。その代わり「たとえ1分でもいいから」と言います。みなさん、仕事や家事で忙しい毎日を送っておられます。「毎日８０００歩」などと言われても、現実には難しいのではないでしょうか。私はもっと気軽に「快楽としての歩行」を楽しみたい派です。

そこでおすすめしたいのが「ちょこまか歩き」です。歩数や時間にこだわらず、可能な範囲で歩けるだけ歩きます。たとえば5～10分のウォーキングを一日3～4回やるだけでも、立派な歩行習慣といえると思います。

「ちょこまか歩き」を意識する

自分の生活圏をフィットネスセンターにする感覚で、歩ける時間を確保してください。「ちょこまか歩き」のポイントは以下のとおりです。

- **目的の1～2駅手前で降り、歩いて移動する**
- **電車の乗り換えは、ゆったり歩けるルートを選ぶ**

●エレベーターやエスカレーターではなく階段を使う
●ランチタイムは少し遠くにあるお店まで歩いてみる
●雨の日は、アーケードのある商店街を歩きまわる

「ちょこまか歩き」でも、ウイルスに対する抵抗力・免疫力が上がります。「車がないと生活できない」ところに住んでいる人は要注意です。車に頼っていると、いつの間にか歩行習慣を忘れてしまいます。かくいう私自身も相当危ない部類です。しかし日本中どこに住んでいても、屋外を「こまめに歩く」ことはできます。

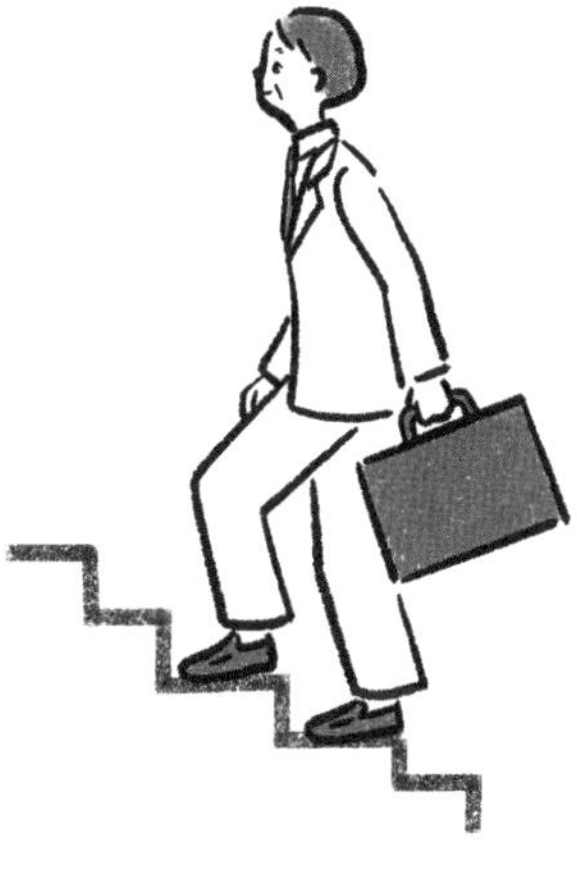

5～10分の屋外歩行を
一日3回だけでもいい。
公園や河原を
フィットネスセンターと考えて
「ちょこまか歩き」する
習慣をつける。

15 歩行習慣で「こもりメタボ」を解消

新型コロナの流行にともなう自粛要請で、自宅内で長時間過ごす人が増えました。そこでよく聞くのが、「つい太ってしまった」という声です。この冬に糖尿病が急に悪化した人がたくさんいます。たしかに自宅では行動範囲が制限されますし、ついつい間食をしてしまう人もいるでしょう。食べ過ぎと運動不足が重なっては、太るのも無理はありません。

そんな「**こもりメタボ**」には注意が必要です。

自粛要請でどうしても運動量が少ない日は、緩やかな糖質制限やカロリー制限をいつもより意識すべきです。糖質制限食には、厳しいものから緩やかなものまで程度があります。

●緩やかな糖質制限食

炭水化物の割合を６割から４割に減らす食事。最近では「ロカボ」と呼ばれている糖質制限食です。一日3食食べている人は、一回の食事の糖質摂取量を40グラム未満に抑えます。

・スーパー糖質制限食

炭水化物の割合を6割から2割に減らす食事。一日3食の場合、一回の食事の糖質摂取量を20グラム未満に抑えます。一時期ブームになりましたが、最近ネガテイブなエビデンスが多く出ているので、私は患者さんにはおすすめしていません。もしもやるのであれば、あくまで期間限定にとどめてください。

緩やかな糖質制限食でメタボのリスクをかなり低減することができます。さらに歩行習慣を組み合わせることで、メタボ解消だけでなくウイルス感染にも強くなります。

糖質制限食には歩行習慣が不可欠

メタボの人は感染症に弱いです。肥満と免疫能は深く関係しています。しかし緩やかな糖質制限食だけで減量するのは良くありません。筋肉量を保持したまま減量しましょう。

そのためには歩行習慣を必ず並行して行ってください。以下、糖質制限食のデメリットです。

- **体重は目に見えて減るが、筋肉量も落ちる**
- **骨がもろくなってしまう**
- **その結果、転倒しやすくなる**
- **転倒にともなう骨折のリスクが上がる**

コロナ騒動による「こもり生活」でたまってしまったストレスを解消するためにも、毎日、こまめに公園や河原などの屋外を歩くべきです。私が普段、外来で高齢者に言っている目安は以下です。

- **75歳未満**

一日1万歩まで。可能なら、そのうち早歩きを10分でも20分でも入れる。

- **75歳以上**

最大でも一日８０００歩以内。もし余裕があれば早歩きを少しでも入れる。

新型コロナ騒動で
太ってしまった人は要注意！
緩やかな糖質制限と
歩行習慣とを組み合わせる。
食事と歩行でメタボ克服、
そして認知症予防。

16 高齢者におすすめの歩き方

新型コロナでは、高齢者の重症化リスクが高いことがわかりました。つまり、高齢の方ほど体力をつけ、抵抗力や免疫力を上げなければならないということです。

「でも、若い人のようには歩けない」

そうおっしゃる方も多いのですが、自分の年齢や体調に合った歩き方をすればいいのです。高齢の方々におすすめの歩き方を紹介します。

70歳を過ぎると、膝を痛めていたり、腰痛を抱えていたりする人が多くなります。過去に大病を患ったという人もいるでしょう。いきなり頑張って、やみくもに歩くのは危険ですから絶対にやめてください。まずは、かかりつけ医や整形外科医などによく相談をしてください。専門家の意見を聞いてから、歩く距離や長さを決めましょう。

自分ではまだ元気に歩けると思っていても、体力や運動能力が予想以上に落ちていることがよくあります。最近は元気な70代、80代の方が増えてきました。しかし自己イメージとの乖離は誰にでも起こりえます。

そこで知っておきたいのは、ロコモティブシンドローム（ロコモ）があるかどうかです。ロコモとは加齢、運動不足などで移動するための機能が衰えた状態です。以下の項目のなかで、一つでも当てはまる人は注意が必要です。二つ以上の人はロコモの可能性が高いので、歩行習慣を始める前に、必ずかかりつけ医に相談するようにしてください。

- **片足立ちで靴下をはくことができない**
- **家の中でつまずいたり、滑ったりすることがある**
- **手すりがないと階段を上れない**
- **掃除機がけなど、負担の大きい家事ができない**
- **買い物袋が重く感じて持ち帰れない（重さ2キロ以上）**

●15分間、歩き続けることができない
●青信号のうちに横断歩道を渡りきれない

ロコモを放置すると、認知症や寝たきりにつながります。そうならないためにも、日々の歩行習慣がなにより大切です。無理のない範囲で、毎日こまめに歩いてください。足腰に自信がないという人は、歩く速度を気にする必要などありません。ゆっくり、心地いいなーと感じる速度で歩いてください。もし疲れたら無理をせず座ってでも休んでください。

80代になると、歩くこと自体に不安を抱えている人が多くなります。その場合は、無理をせず補助具を使うようにしてください。補助具を使ってでも、歩行習慣を続けることが大切です。杖を使って歩くのもＯＫ。ポールウォーキングもＯＫ。シルバーカーは機能的な補助具です。疲れたら、いす代わりになるシルバーカーもありますよね。歩けない人は車いすに座って足を上下させるのもＯＫ。できる範囲で歩こう、という意識こそがウイルスを寄せつけません。

年齢や体調に合った
歩き方を心がける。
歩くことに不安がある人は
杖やシルバーカーなど
補助具を使って歩き、
習慣としての歩行を続ける。

17 「セロトニン顔」でウイルスを寄せつけない

良いことずくめの歩行習慣ですが、まだまだメリットがあります。ウォーキングを習慣化すると、ホルモンバランスを整えることができるのです。人間の体内には１００種類以上のホルモンがあり、さまざまな病気と深くかかわっています。

歩行習慣にはホルモン全体の分泌量を適正に整える効果があります。なかでもウイルス対策として期待できるのが「**セロトニン**」というホルモンです。セロトニンは主に腸から分泌され、脳にも作用する消化管ホルモンですが、「**幸せホルモン**」とも呼ばれます。脳内のセロトニンが不足した状態が、うつ病です。歩行習慣で脳のセロトニンが増えます。するとと「幸せ」を感じることができます。

ウイルスを寄せつけない心からの笑顔

ホルモンバランスが保たれていると、それが表情にも表れ、満たされた顔になります。私はその表情を「**セロトニン顔**」と呼んでいます。セロトニン顔の人の周りには自然と人が集まり、幸せが呼び込まれます。

セロトニン顔の代表的な存在は、スーパーボランティアと呼ばれ、時の人となった**尾畠春夫さん**です。２０１８年、当時78歳だった尾畠さんは山口県で行方不明となった2歳の男の子を救出。そして、東京から大分まで歩く旅を実行し、途中で断念せざるをえなかったのですが、そのエネルギッシュな姿に元気をもらった人は数知れません。

もっとも印象に残っているのは、尾畠さんの心からの笑顔です。あの笑顔は、まさしくセロトニン顔！　あんな笑顔を見せてくれる人に、病気が寄りつくはずがありません。それはウイルスも同じです。尾畠さんはきっと、旅の途中で寒いなか、野宿をしても病気にならなかったでしょう。それは、ウイルスや病気を撃退する条件を満たしていたからです。

エネルギッシュな尾畠さんは、歩行習慣が身についています。行方不明者の救出や長距離の移動は、いずれも尾畠さんが自分の足で実行したものです。また、ボランティア活動は屋外で行うことが多く、この習慣も紫外線によってウイルスを寄せつけません。

極めつけは、あのセロトニン顔です。ポイントは、つくり笑顔ではなく、心からの笑顔だということ。歩行習慣で幸せホルモンが分泌すれば、自然と笑顔になります。歩行習慣の効用は絶大で、驚かされることばかりです。

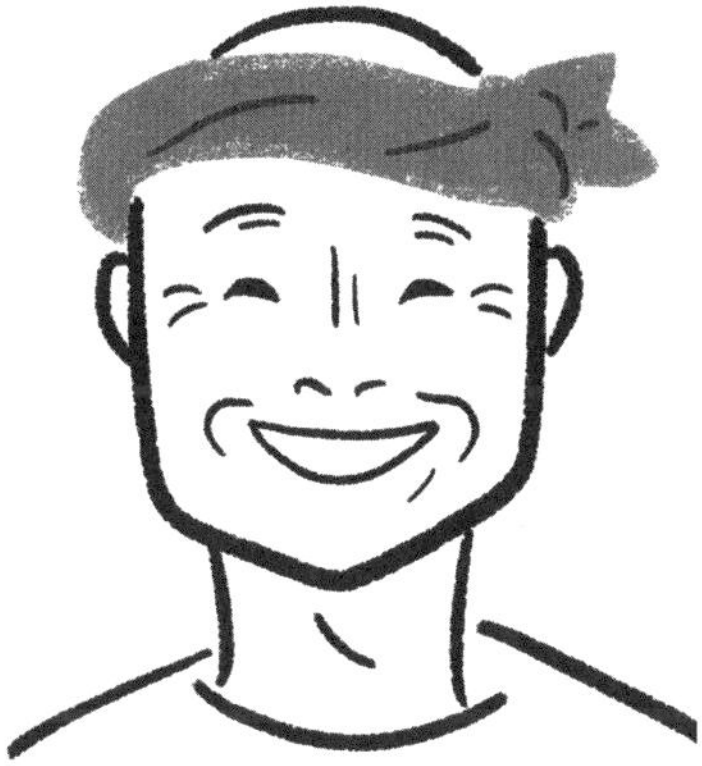

歩行習慣で幸せホルモン
「セロトニン」が分泌される。
尾畠春夫さんのような笑顔で
ウイルスに打ち勝とう！

18 食事からもセロトニンを補うことができる

幸せホルモンのセロトニンは、食欲のコントロールにも深いかかわりがあります。セロトニンが十分に分泌されていると、精神的に安定するので、ちょっと少なめの食事量でも満足感を得ることができます。しかし、セロトニンが減少すると、なかなか満腹感を得ることができなくなります。

こうなると食欲が止まらなくなります。カロリーの摂取量が増えて体重が増えるので、歩行習慣を続ける上でマイナスになります。しかし食事によってセロトニンの分泌を促すこともできるのです。

セロトニンの材料となるのが、主に４つの成分です。食物に含まれているので、食事のメニューに加えると、セロトニン分泌の効果が期待できます。

●トリプトファン

牛乳・ヨーグルトなどの乳製品、納豆・豆腐・味噌などの大豆製品、魚ではイワシに多く含まれています。トリプトファンは体内で生成することができないので、食事によって摂取するしかありません。

●オメガ3脂肪酸

クルミ、エゴマ油、アマニ油に含まれている成分です。セロトニン分泌に加え、血流改善や血管強化の効果もあります。

●炭水化物

白米が好きという人が多いと思います。玄米や雑穀を混ぜて栄養価を高めると、より効果的です。

●ビタミンB6

ビタミンB6を摂取できる代表的な食べ物は、サツマイモです。トリプトファンが摂取できるイワシは、ビタミンB6も同時に摂取することができます。

トリプトファン、
オメガ３脂肪酸、
ビタミンＢ６を積極的に摂る。
セロトニンは
歩行と理にかなった食事で増える。

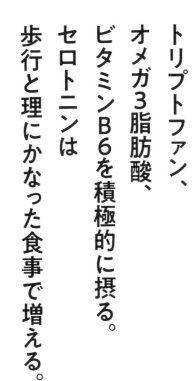

19 「迷走神経生活」のススメ

テレビの健康番組でよく耳にする「自律神経」。自律神経のバランスが乱れると、さまざまな症状を引き起こします。精神の不調、ホルモンバランスの乱れ、睡眠障害などが代表的な症状です。逆に、自律神経のバランスが整っていると、それらを予防することができます。免疫機能を高く保った生活は、ウイルス対策としても重要です。

自律神経には「交感神経」と「副交感神経」があります。この二つの神経がバランスを保つことで、自律神経システムは正常な状態に保たれます。しかし、なにかとストレスが多い現代人は交感神経が優位になる傾向があり、その結果、体調不良を起こす人が増えています。

交感神経は主に昼間の活動時間に活発になります。激しい運動をしたり、強いストレスを感じたりすると、交感神経が優位になります。「交感神経優位」とはストレスフルな状況。副腎からコルチゾールというストレスホルモンが出過ぎる状態です。コルチゾールは人間にとって必要なホルモンですが、出過ぎると免疫能の低下などさまざまな問題が起きてしまうのです。

自律神経を整えるには**副交感神経を優位にする時間帯をつくらなければなりません**。そのため、夜はリラックスタイムにしたいものです。しかし寝る直前までパソコンやスマホゲームをしたり、暴飲暴食をしてしまうと、そうはなりません。

スマホのブルーライトは脳への刺激となり、昼間の主役である交感神経優位にしてしまいます。また、寝る直前に食事を摂ってしまうと、食べたものを消化するために、寝ている間も交感神経が働くことになります。昼間の時間帯でも副交感神経優位な時間帯をつくり、夜は常に副交感神経優位な生活を送る。自律神経が整った状態を保つことで、ウイルスとの闘いに勝てるのです。

歩行で副交感神経優位になり血圧は下がる

副交感神経といえば代表的な神経が「迷走神経」です。わかりやすく言えばリラックス神経。ウイルス流行期こそ迷走神経優位な生活を送りましょう。そのもっとも手っ取り早い方法とは、実は歩くことなのです。

尼崎市民と一緒に広い河原を30分ほど歩き、その前後の血圧を測ってみたことがあります。全員の血圧が平均10~20も下がっていました。心拍数100~110ぐらいの動きを30分続けるだけで、副交感神経が優位となり血圧が下がるのでしょう。この心拍数100~110を保つのに最も適した運動は、ウォーキングです。

緊張で血圧が上がる現象といえば、病院で血圧を測る際の白衣高血圧が有名です。交感神経が優位となると血管が収縮して血圧が上がります。そんな状態が続くと免疫機能が落ちます。やはり、ウイルス対策のためにも自律神経のバランスを整えることが大切です。

副交感神経を優位にするための「迷走神経生活」の一例をまとめました。これらの生活を心がけることで、自律神経が整います。

①歩行を習慣化する
②暴飲暴食をせず、バランスの良い食事を心がける
③夕食は寝る3時間前までに終わらせる。寝酒はやめる
④ヨガや太極拳で、呼吸を意識した静的な運動をする
⑤決まった時間に起き、朝日を浴びて体内時計をリセットする
⑥寝る前はクラシック音楽を聴くなどリラックス環境をつくる
⑦お風呂の温度を40度以下にして、交感神経を刺激しない
⑧人間関係の悩みを解消し、ストレスのかからない生活を意識する

自律神経を整える方法はほかにもたくさんあるので、自分に合ったものを見つけてください。ここで挙げた8つの方法はいずれも効果が実証されているのですが、もっとも生活に取り入れやすいのが「歩行の習慣化」です。歩くという行為は誰もが日常的に行っています。その日常的な行為に、ちょっとしたポイントをプラスするだけ。**自粛ムードの今こそ、歩行によって「迷走神経生活」を始めましょう！**

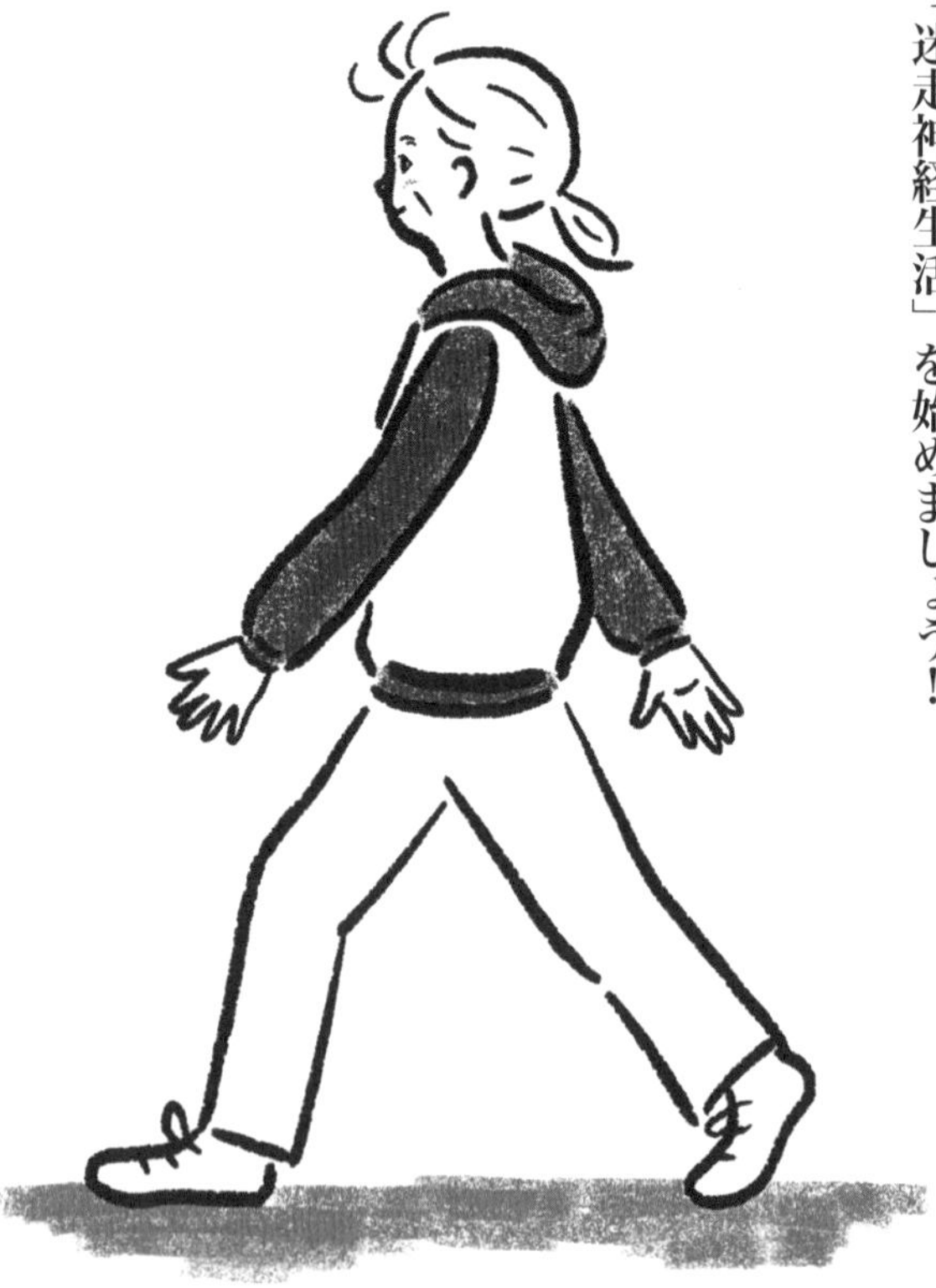

自律神経が整えば
免疫機能が下がらず、
ウイルスに強くなる。
歩行習慣は、
自律神経を整えるために
欠かせない。

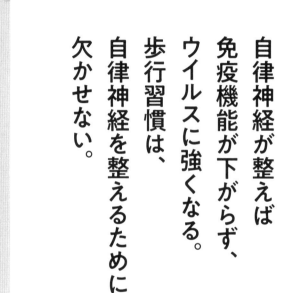

20 自律神経を自分で整える

自律神経を自らコントロールできる方法が一つだけあります。それは、交感神経優位の状態から、副交感神経優位の状態に変える呼吸法です。次のような状態のときは、私が推奨する呼吸法を試してみてください。

- **活動自粛でストレスがたまり、イライラしているとき**
- **なぜか息苦しさを覚えたとき**
- **集中したいのに、できないとき**
- **緊張感を抑えたいとき**

呼吸法は誰にでもできる簡単なものです。2秒息を吸ったら4秒息を吐く、3秒息を吸ったら6秒息を吐く。つまり、１：２の深呼吸です。この呼吸法を何度か繰り返すと、自律神経の乱れが改善できます。以下ポイントをまとめたので参考にしてください。

●息は鼻で吸って口から吐く（腹式呼吸のイメージ）
●呼吸に対して2倍の息を吐く
●息を吐くときはゆっくり静かに（肺の中の空気を外に出すことをイメージする）
●場所を選ばず、どこでもできる。ただし人ごみのなかでは避ける

深呼吸は心を落ち着かせる効果があり、抗うつ作用も認められています。ヨガ、太極拳といった運動や、瞑想をする際も１：２の呼吸を意識すると、さらなる効果が期待できます。１分間瞑想をするだけで、セロトニンが分泌するという説があります。試してみる価値はあるでしょう。

ウォーキングで息が上がりそうになったときも深呼吸は有効です。日常生活に１：２の呼吸法を取り入れ、自律神経を整えましょう。

自律神経を整える呼吸法

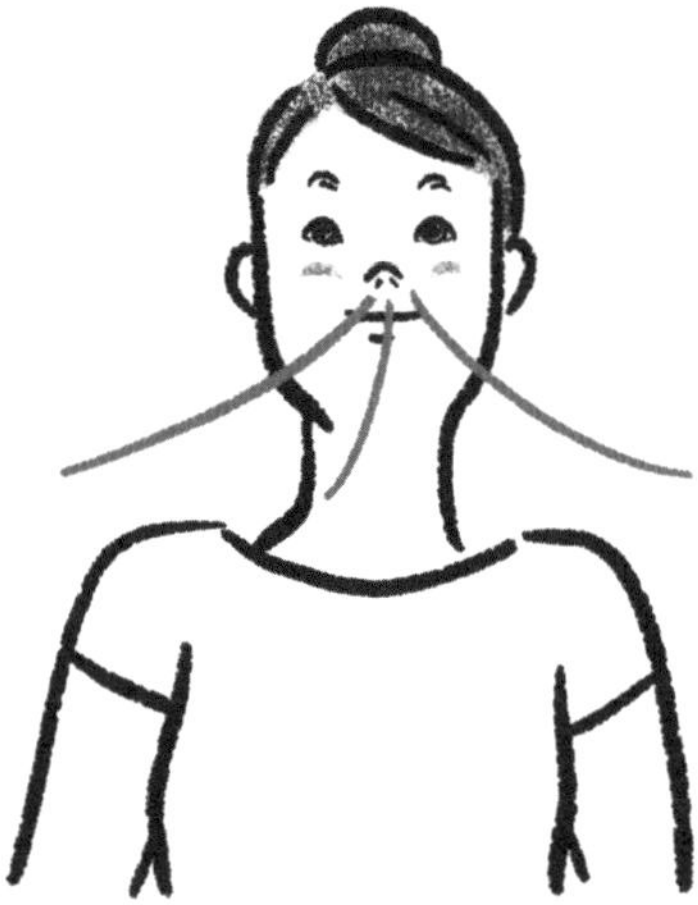

①口ではなく鼻から息を吸う

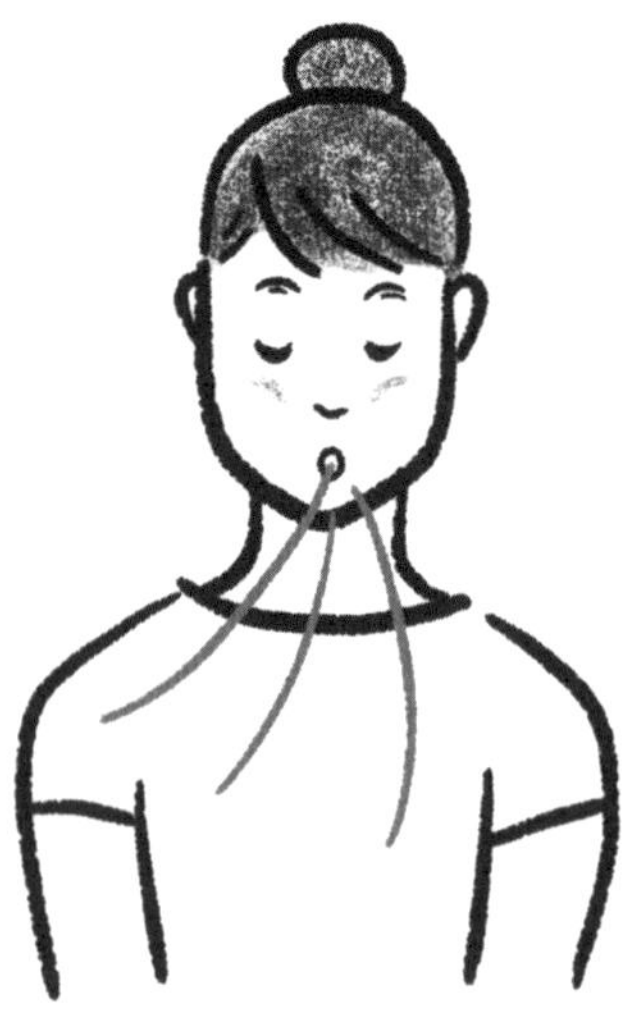

②２秒息を吸ったら、４秒息を口から吐く

自律神経は１：２の呼吸法で整えることができる。
呼吸法を応用した瞑想にはセロトニンが分泌される効果も！

21 新型コロナでタバコ対策が抜けている

新型コロナで重症化するリスクがある人として、糖尿病をはじめとする生活習慣病のある方、腎臓が悪い方、高齢者が挙げられています。ところがなぜか、タバコだけがスッポリ抜け落ちているのに気がついている人は少ないようです。短期間に呼吸不全を起こし死亡に至る新型肺炎予防において、喫煙対策が重要です。

ウイルスの発生源となった中国では、新型コロナと喫煙に関する衝撃的なデータが明らかになっています。武漢で重症化した人の喫煙歴を調査したところ、非喫煙者に比べ、**喫煙歴がある人のオッズ比（疾患などのかかりやすさを二つの群で比較して示す統計学的な尺度）は14でした。**日本禁煙学会理事の松崎道幸氏は、武漢では生涯非喫煙者に比べ、喫煙経験のある人の重症化リスクが2・19倍、人工呼吸器装着または死亡のリスクが3・24

倍であると発表しています。**武漢で亡くなった方は、その多くが喫煙者だったわけです。**たいへん衝撃的なデータです。ところが、日本ではこの事実がまったく報じられていません。日本禁煙学会や東京都医師会をはじめ、医師たちが積極的に禁煙を呼びかけているにもかかわらず、です。

日本は国際条約ＦＣＴＣを無視している国

タバコは新型コロナに限らず、百害あって一利なしです。本来は国民運動として国が禁煙を呼びかけるべきですが、それができずにいます。その理由はとても単純。タバコ会社が財務官僚の大切な天下り先になっているからです。天下り先で年収約４０００万円ももらえるし、なによりもたばこ税があるので、タバコ会社が潰れていちばん困るのは国です。世界中で国家がタバコ会社と癒着している国は日本だけです。

さらに、いまだにテレビでタバコのＣＭが流れている国も、世界中を見回しても日本だけです。**受動喫煙防止を謳ったＦＣＴＣ（たばこ規制枠組条約）に世界１８１カ国とともも**

に日本は批准しています。この条約ではテレビでのタバコの広告が原則禁止されていますが、日本だけが違反しています。

東京都医師会などの医師会はどこも、タバコの問題に積極的に取り組んでいますが、肝心の国が動きません。今回の新型コロナ・パンデミックでは、喫煙者や受動喫煙者の重症化リスクが判明しているのに、ほとんど報じられていません。そもそもFCTCの存在さえ知らない国会議員もたくさんいるような国ですが。ちなみに条約は協定よりも上位。有名なTPP（環太平洋パートナーシップ協定）は協定ですが、FCTCは条約なので、TPPよりも重い、国と国との約束事です。それでもタバコ産業との癒着を断ち切れない政治家は本当に情けない！

日本で新型肺炎により亡くなられた45人（2020年3月26日現在）の喫煙状況はどうだったのか。そこに私はいちばん関心を持っているのですが、国からデータが公表されることはないのでしょうか。

現在、日本人の喫煙率は約17％です。男性が約29％で女性は約８％。年々、喫煙率は低下していますが、**受動喫煙対策は世界でもっとも遅れています。**街なかや店内に喫煙所が設置されていますが、そもそも「分煙」では受動喫煙を防げません。特に新型コロナウイルスが蔓延する状態においては、喫煙所がクラスターの発生源になる可能性が非常に高いと指摘されています。**新型コロナに感染して、重症化する最大のリスクは、年齢の次にタバコです。**自分がタバコを吸っていなくても、受動喫煙も大きなリスクになります。たとえばパチンコ店はただでさえ密閉空間でタバコの煙がモクモクですから、とても心配です。年齢と持病ばかりが強調されていますが、いちばん重要なリスクを隠蔽しつづける国は本当に罪深いなー、と思います。

この機会にこそ喫煙者は、タバコをやめて屋外を歩きませんか！「タバコがないとイライラする」という人がいますが、それは「ニコチン依存症」という立派な病気です。もしも自力での禁煙が難しければ、禁煙外来を受診して、禁煙補助薬を用いてお医者さんと一緒に禁煙しませんか。**治療期間は３カ月で患者負担は約２万円**（健康保険が３割負担の場合）です。加えて歩行習慣を身につければ、禁煙のイライラも解消します。

武漢で亡くなった方の多くが
喫煙（経験）者。
タバコのリスクは大きいのに
国は規制しない。
吸わない人も
受動喫煙には気をつけて。

22 お酒の飲み過ぎは免疫力を下げる

新型コロナ対策においてタバコがいかに大きなリスクであるか、ご理解いただけたかと思います。では、同じく嗜好品であるお酒はどうでしょうか。間違いなくいえるのは、飲み過ぎは何も良いことはないということ。お酒を飲むと有害物資のアセトアルデヒドが体内で発生します。アセトアルデヒドは人体にとって強毒として作用します。お酒の分解能力が低い人は全身の臓器にダメージを受けることになります。いわゆる二日酔いの症状もアセトアルデヒドが原因です。

最近、お酒は少量であっても有毒であるという論文が出て話題になっています。一方で、一晩でビールの５００ミリリットル缶を1缶、もしくはワインをグラス1杯程度の〝適正飲酒〟であれば問題ないと主張する専門家もいます。もちろんお酒の分解能力には個人差がありますので、人によって毒性は違うでしょう。私はお酒が好きなので、少量でもダメと言われると厳しいものがありますね（笑）。しかし、特にこの時期は仕事柄、飲み過ぎには注意しています。みなさんも感染症の流行期は飲み過ぎに特に気をつけたほうがいいでしょう。アセトアルデヒドによって体がダメージを受け、当然ながら免疫力が落ちてしまいます。お酒の飲み過ぎは睡眠の質にも悪影響します。リラックスを通り越して交感神経優位になってしまいます。ウイルス対策には、禁酒ないし適量を心がけてください。

ノンアルコールでも酔っぱらう？

「でも、お酒をもっと飲みたーい。やめられなーい」という人は、ノンアルコール飲料で我慢してください。最近はビールとほとんど同じ味のノンアルコールビールやワインがあります。ノンアルコール飲料にはアルコールが入っていないのに、酔っぱらったようになります。それは脳が本物のアルコールの味を記憶していて、同じ味わいの飲み物を飲むと、同じようなものとして勝手に認識するのだそうです。本当に酔っているわけではないので、脳の錯覚といったほうが正確かもしれません。本物のお酒よりも高いリラックス効果を得るというから不思議な話ですね。副交感神経が優位になり、アセトアルデヒドがないことは、対ウイルスに有利です。

感染症が流行すると家にこもる時間が長くなります。外出を控えるとストレスがたまる人もいるでしょう。宴会をやりたくてもできない。そのため、ついつい一人で飲み過ぎてしまう人もいるようです。感染症の流行期は体力温存のため緑茶やウーロン茶で我慢するか、我慢できない人はノンアルコール飲料を試してください。

アセトアルデヒドは
有害物質なので飲み過ぎはダメ。
ノンアルコール飲料のほうが
抵抗力・免疫力には有利。

23 糖尿病・気管支喘息の人ほど歩きましょう

新型コロナ感染は、糖尿病が重症化リスクであることがわかっています。糖尿病の予防と改善を心がければ、重症化のリスクを下げることができます。

糖尿病およびその予備軍を合わせると約２０００万人が日本にはいます。高齢化によって罹患者は右肩上がりで増え、もはや国民病となりました。糖尿病の予防・改善で欠かせないのが食事、睡眠、そして運動です。バランスの良い食事を心がけたとしても、カロリーを消費できず、過剰摂取している恐れもあります。また、昼間に体を動かさなければ夜に眠くなりません。良質な食事と睡眠のためにも、運動不足の解消が必須なのです。

歩行習慣はメタボリックシンドローム（内臓脂肪症候群）の解消につながります。肥満はあらゆる病気の源となるので、特に肥満のII型糖尿病の人は、歩いて健康的に体重を減らすだけで血糖値は改善します。食後に血糖値が急上昇する「**血糖値スパイク**」が注目されていますが、これも新型コロナのリスクと考えます。食後すぐの歩行習慣は血糖値スパイクを防ぐためにも重要です。**食後の15分間、普段よりちょっと速足で歩く**と糖尿病予防に効果があります。ランチに出かけるときは、ちょっと離れたお店を選ぶのもいいでしょう。食後は遠回りして帰るのもおすすめです。

COPDの人は特に重症化しやすい

強い発作を起こす気管支喘息は、新型コロナから見れば怖い持病です。気管支喘息発作で亡くなる方は年々減少していますが、それでも年間約2000人が命を落としています。新型コロナでは、**気管支喘息も頭に入れておくべき重症化のリスク**です。

一方、気管支喘息の兄弟のような**COPD（慢性閉塞性肺疾患）の方も特に注意**が必要です。こちらは500万人もいる慢性疾患で、画像検査と呼吸機能検査で診断されます。COPDの原因は90％以上がタバコなので、「タバコ病」とも呼ばれます。気管支喘息と両方持っている人も増えています。当たり前のことですが、タバコの煙によって、周囲の人に喘息発作が起こることがあります。気管支喘息もＣＯＰＤも、まずは禁煙することがコロナ予防の第一歩です。

新型コロナは痰が多く出ます。それを上手く吐き出すことができないと肺炎に至ります。**気管支喘息の人は上手く痰を吐き出すことができない**ので、肺炎に至りやすい下地があります。そのためにも、毎日少しでも歩いていたほうが、心肺機能の視点からも断然有利です。ＣＯＰＤは歩行時に息切れの症状がでます。だから、息が切れない速度でゆっくり歩いてください。気管支喘息の人も、発作がなければ積極的に歩いてください。

糖尿病、気管支喘息、
COPDの人ほど
歩行習慣で
重症化リスクを軽減しよう。
息切れする人は
無理をせず、ゆっくりと。

24 歩くだけで重症化リスクを9割軽減できる

新型コロナ騒動が起きてから、毎日のように情報が交錯しています。この本を書いている時点でわかっているのは、若者（10〜30代）はたとえ感染しても症状が出にくいこと。**陽性と判定されても約8割は軽症ですむということ。しかし他人にうつす可能性があること。**一方、**高齢者や基礎疾患がある人は重症化のリスクがあること。**

いずれにせよ抵抗力・免疫力がない人は不利です。だから抵抗力・免疫力を戦略的に上げる必要があり、有効な手段が歩行習慣です。歩くだけで、感染しても重症化するリスクを9割（!?）軽減することができる、と私は思っています。

「じゃあ、そのエビデンスを出せ」と言われると困るのですが、歩くことの重要性が忘れられている時代なので、「9割軽減できる」という気持ちを持って歩いていただきたい。そのため、あえてそんなスローガンを思いつきました。

私は新型コロナ騒動が起きた時点から、歩行習慣の有効性に確信を持っていました。ところが、どのメディアも歩行習慣については取り上げません。新聞、雑誌、書籍、テレビ、インターネットをくまなく探しても、「歩く」という言葉が出てこないのです。

3月に入ってから、東京医科大学の菊池宏幸先生がウォーキングの有用性について週刊誌上でコメントしています。私が知る限り、歩行習慣について語っているのは私と菊池先生だけです。「長尾の発信は常に早すぎて、理解できない」とよく言われます。歩行習慣の有用性は遅かれ早かれ認められるのでしょう。

例年よりインフルが少なかった理由とは

2020年は新型コロナが注目を浴びていますが、季節性インフルエンザにおいても、今まで経験したことのない現象が起きました。私のクリニックでは、インフルの患者数が例年の約3分の1程度でした。全国の医療機関の統計を見ても同様な傾向でした。そして簡易検査によるインフルの的中率が下がりました。具体的には、2019年1月が46%だったのに対し、２０２０年1月は36％。２０１９年2月が27％だったのに対し、２０２０年2月は18％と、２カ月連続で10ポイントも下がっていました。インフルを疑って検査をしたけれどインフルではなかった人が大半だったということです。例年より少ないインフルの患者数はともかく、的中率の低下はなぜ？　私の腕が急に、ヤブになったのでしょうか。

そこで思い浮かぶのが一つの仮説です。人間の細胞には一つのウイルスしか入ることができず、いわば**細胞をめぐってウイルス同士の「縄張り争い」が繰り広げられるという仮説**です。そういえばインフルエンザA型とB型を同時に発症することはなく、A型が収束したころからB型が流行ることを町医者は経験的に知っています。

以下は私の夢想ですから適当に読み流してください。現在、全国で行われている、クラスターを発見して隔離して濃厚接触者を追跡するという封じ込め作戦は、「まだそんなに流行っていないはずだ」という前提における作戦です。しかしその前提の真偽は誰も知りません。我が国は重症者にしかＰＣＲ検査を行っていないからです。しかし実はすでに1月、２月に新型コロナ感染者がかなりいたとしたら、どうでしょうか。新型コロナが蔓延しはじめたから、インフルが縄張り争いに負けていた……。これは誰にもわかりません。

数年後には7割の人が新型コロナに感染するという専門家の予測が正しいとしたら、今、私たちはどのあたりにいるのでしょうか。本当に日本の感染者数は2000人程度なの？と疑ってしまいます。国によって検査法や基準が違うので感染者数の国際比較はあまり参考になりません。死亡者数に注目すべきです。日本は先進国中、最低レベルです。新型コロナは極論すれば、かかっても仕方がない、死ななければいいのです。「早くかかって免疫をつけておいたほうがいいよ」と公言する専門家も出ています。そう考えると、封じ込めるとか、闘うというイメージよりも、**「上手に付き合う」とか「上手に共存する」**という方針に変わってくる可能性があります。4月あたりから簡易キットや抗体検査が普及したら、疫学調査が進み、アッと驚くような大どんでん返しが待っているかもしれません。現時点では、恐ろしいウイルスであるというイメージだけが先行しています。

事実、新型インフルは翌年から季節性インフルと名前を変え、約10年かけて日本人の約2000万人が感染しています。年間1万人が亡くなりますが、ワクチンを打って備えるなど、上手に（？）共存しながら付き合っています。新型コロナも同様かもしれません。

不確定要素があまりにも多く、収束のめどはわかりません。私は、いつか新型コロナ以上のもっと死亡率の高いウイルス感染症が流行したときのことも考えて本書を書いています。

コロナ報道を観ない勇気

「毎日、コロナばかりで気が滅入る」
「怖くて外に出られない、電車に乗れない」
「感染者が増えるたびに不安で息苦しくなる」

患者さんからよく聞く言葉です。諸外国に比べると日本の陽性者、陽性率は低いですし、**陽性者数はそれほど重要ではありません。気にしなければならないのは、重症化した人、死亡者数と両者の割合です。**陽性者が増えたといったって無症状の人が多いのですから、気の弱い人はコロナ報道など観ないほうがいいです。もしそんな時間があるなら歩きましょう。情報よりも体力・抵抗力。本書を読めばウイルスに勝つことができるはずです。ちょっと勇気が要りますが、不安症の患者さんにはそうお話ししています。

歩行習慣がある人は
「勝ち組」になれる。
コロナ番組を観る時間があれば
屋外を歩こう。
歩行習慣は
次の怖いウイルス対策にもなる。

第4章

新型コロナウイルスに感染したらどうする

25 PCR検査の限界を知る

2020年3月18日、WHOは「検査、検査、検査!」と発信しました。2月時点から「一刻も早く希望者全員にPCR検査を!」という意見と「重症者だけでいい」という意見が見事に対立してきました。（3月26日時点でも対立しています）。「いったいどっちやねん!」とみなさんは思うでしょう。

しかしイタリアの医療崩壊を見ればわかるように、現時点で希望者全員にPCR検査をしたら大変なことになるでしょう。新型コロナは2類感染症なので陽性者は全員が隔離や入院となります。しかし全員を受け入れる病院もなければ、医者の人数も足りない。医療崩壊が起きれば日本中がパニックになります。もしも検査のハードルを下げるのであれば、**新型コロナを2類からインフルと同じ5類に下げてからやるべき**と考えます。実は2009年の新型インフルのときも同じような発信をしていました。法律が変われば、検査のハードルも大きく変わります。検査法単独では議論ができないのです。

そもそもPCR陰性でも、ウイルス量が少ないだけ（偽陰性）かもしれません。広島県では8回目の検査でようやく陽性が出たという報道がありましたが、検証が必要です。PCR検査の感度はおおむね5割程度で、陰性だからと喜ぶことはできません。陽性に意味がある検査です。しかし今の法律だと強制的に「隔離」されてしまいます。まだまだよくわかっていない新型コロナですが、以下のような可能性を考えています。

●持続感染する人がいる可能性がある

●抗体ができず、一旦陰性化しても再びウイルスが増える可能性がある

現在、無症状の人を検査することにどれほどの意味があるのでしょうか。しかし現在、一人の陽性者が見つかれば、クラスター潰しのために、濃厚接触があった多くの無症状者にPCR検査が行われています。これは前述したように「まだ流行っていない」という大前提での作戦ですが、もしも大前提が間違っていたら……という話です。

医者だってウイルスが怖い

季節性インフルも、すぐに検査を受けたがる人がいます。もちろん偽陰性はいくらでもあります。簡易検査が陰性でも、医者が「いや、あんたはインフルや！」と言えばインフルとして扱うことはいくらでもあります。これを臨床診断といいますが、医者は診察だけで診断できる権利を持っています。もちろん間違いを犯したときの責任も負っていますが。

いちばん困るのは「陰性証明書がほしい」という患者さんです。会社や学校が陰性証明書の提出を求めてくるので、どうしてもと訴えてきます。証明書を書くことは簡単ですが、前述したように偽陰性の可能性があり、ハッキリ陰性と言い切ることができないので困ります。医者が「インフルの簡易検査はしたくない」という本音の理由はここにあります。

いくら医者には自然免疫（ウイルスに対する抗体）があるといっても、検査の際はウイルスを含んだ唾液や鼻汁が飛び散ります。医者も人間ですから「怖い」です。検体が口腔粘膜や鼻腔粘膜の粘液である限り、この怖さは変わりません。しかし血液で検査が可能となれば話は大きく変わります。

ですから、今なんとなく倦怠感を感じる人は医療機関に行って検査を受けるのではなく、家で寝て様子をみるべきです。２〜３日たって元気になれば歩いてください。もし悪くなれば、電話で相談してください。

こう話すと、反論する人もいるでしょう。

「なんとなくだるいので不安ですが……」

「過呼吸になっても検査もしてくれないの？」

不安や過呼吸だけでＰＣＲ検査の対象にはなりません。

以前、理髪店でこのようなことがありました。隣に座っていた男性が突然過呼吸を起こし苦しみだしました。ちょうどその時、理髪店のテレビからエイズ特集が流れていました。その番組では、「エイズは散髪屋のカミソリでもうつる」と報じていたのです。同じ報道でも、過呼吸を起こすくらい恐怖のドン底に落とされる人もいます。そんな人は、テレビのコロナ報道を観ないで、ぜひ歩いてください。

不安だから検査、はしてくれない。
検査をして陰性でも
安心できない。
検査の意味と限界を
知っておこう。

26 ワクチンや薬に過度な期待をしない

ワクチンや薬ができたころには、ウイルスの感染症が収束していた――。残念ながら、２００９〜10年の新型インフルのときはそうでした。医学の無力を感じました。新型ウイルスの流行時には医療機関はホットスポットになるので、なるべく近づかないほうがいい。

「心配ならとりあえず病院へ」

新型ウイルスの流行時は、そんな発想を変えるいい機会です。**まずは帰国者接触者相談センターに電話で相談しましょう。もしかかりつけ医がある人はまずは電話で相談しましょう。**

近い将来、遠隔診療（オンライン診療）は新型感染症にも可能になるはずです。

遠隔診療は疾患が限定されています。そして、なぜか30分以内に医療機関へ来ることのできる再診患者のみに限定されています。30分以内に来ることができないから遠隔診療の意味があるのに、にわかに理解しがたい規制です。日本中で医療機関が統廃合される一方、医師の偏在も進んでいます。その結果、医師不足に悩む自治体が増えています。だからこそ厳し過ぎる要件を緩和して遠隔診療をもっと身近なものにするべきと考えます。

そんななか、今回、動きがありました。**慢性疾患で加療中の患者さんは、かかりつけ医に電話再診だけで処方せんの発行が許され、薬局にＦＡＸすることで薬が受け取れるようになったのです。**

感染症蔓延時には医療従事者や介護スタッフがウイルスの媒介者になることもあります。もし遠隔診療ができれば、それでウイルス感染の拡大を抑えることが可能です。新型コロナ対策においても早急に遠隔診療をどんどん活用すべきです。テレワークが推奨されているなかにおいて、遠隔診療だけが規制だらけで使いにくい現状は理解できません。

２００９年の新型インフルエンザ騒動のときも「在宅医療で対応しよう！」と発信しましたが、そのときは理解されませんでした。その後10年間で在宅医療はずいぶん普及しました。しかし遠隔診療はまだ論じられていません。今回の新型コロナ騒動は医療のあり方を見つめ直す絶好の機会ではないでしょうか。

風邪は自分で治すことができる

風邪に特効薬はありません。風邪の９割以上はウイルス感染です。ライノウイルスや従来型コロナウイルスが大半です。もし風邪に特効薬のようなものがあるとすれば、それは抵抗力と免疫力。こまめな歩行習慣でそれを得られます。新型コロナもウイルスが侵入すると人間の細胞内でのみ増殖します。それを歩行で予防することが大切です。

日々、風邪の患者さんを診ている私自身の予防法は、風邪をひきそうになったらウォーキングなど少し汗をかくぐらいの運動をしてからお風呂に入って早く寝る。ただそれだけです。昔は風邪をひくとお風呂に入らないことが常識でしたが、今はそんなエビデンスはなく、**入浴してもかまわない**になっています。風邪は自分で予防して治すものです。どこにでもいる風邪ウイルスと上手に付き合う術を身につけましょう。ワクチンや薬への過度な期待は禁物です。自助努力で予防することにつきます。

新型コロナ騒動の今こそ
遠隔診療を推進する
絶好の機会。
ワクチンや薬よりも
歩行習慣で免疫強化。

27 施設入所者への感染症対策

２０２０年３月、デイサービスや老人ホーム、介護施設は家族でも面会謝絶です。関係者は毎日、戦々恐々と過ごしています。一人でも陽性者が出たらしばらく閉鎖を余儀なくされます。現在の法律（新型コロナ＝２類感染症同等）のままだと、まさに利用者や経営者にとって死活問題に発展します。

ここでも大切になってくるのが歩行習慣です。遠くまで歩く必要はありません。みなさんで遠足のように、施設の周囲を20分歩くだけでもウイルスに効果があります。

「危ないので施設の中で」と思うかもしれませんが、ウイルスの大敵である紫外線を浴びることができません。あまり無理をさせたくないときは、河原や公園を10分歩くだけでいいのです。車いすの人も屋外に出て紫外線を浴びましょう。歩行が困難な人は、歩行器や誰かの手や肩を借りてでも、たとえ10ｍでもいいので歩きましょう。

年齢別にみた新型コロナウイルス感染症の致死率

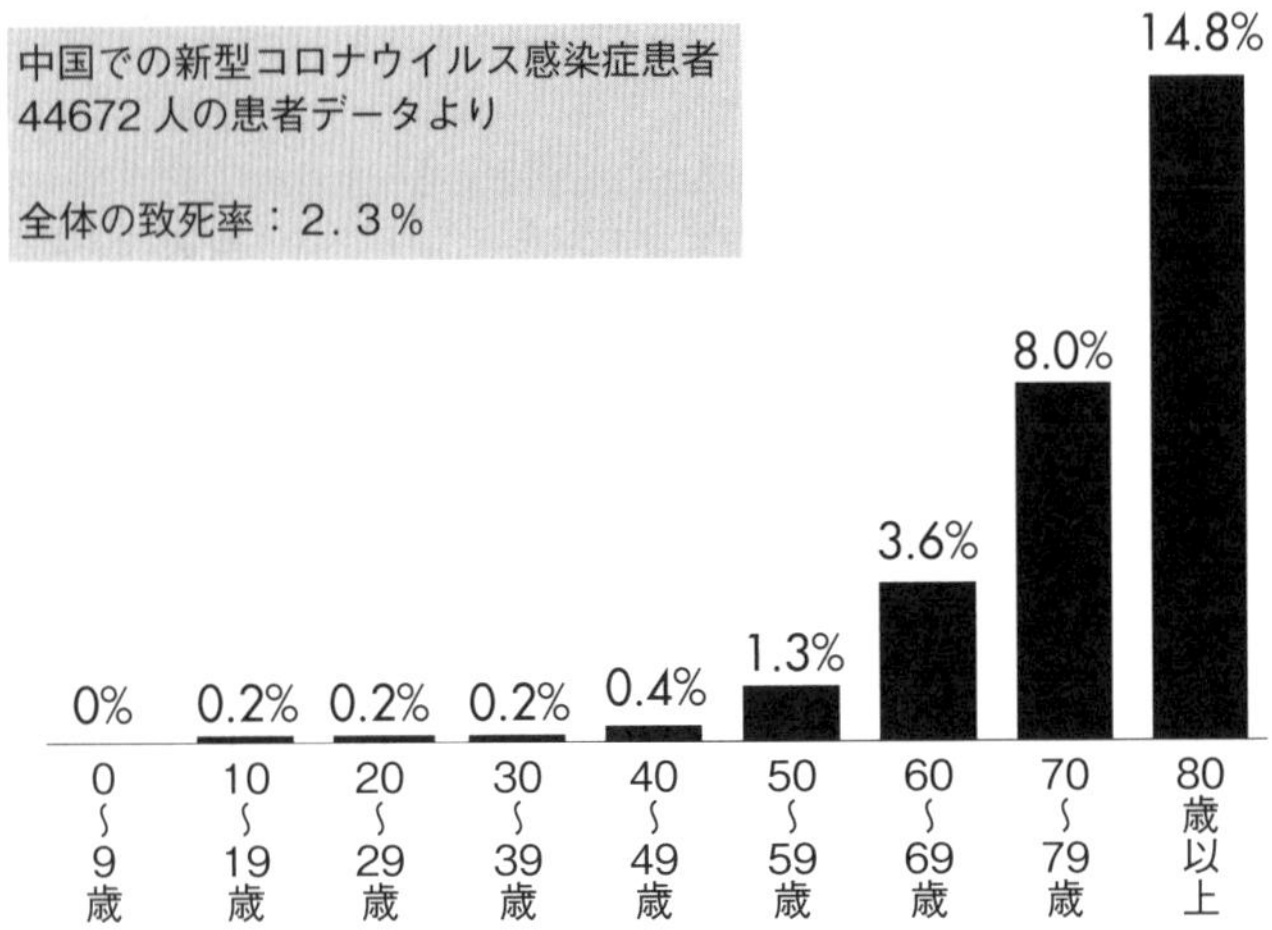

＊新型コロナウイルス感染症 COVID-19 診療の手引き・第1版
Chinese Journal of Epidemiology 41:145-151,2020

新型コロナのターゲットは高齢者。中国や日本において**新型コロナで亡くなった方々は、そのほとんどが高齢者です。デイサービス利用者や施設入所者は、今こそ、目覚めてください。**

昼夜逆転に注意！

施設入所者のなかには昼夜逆転の生活を送っている人がいます。生活リズムの乱れは、抵抗力や免疫力の低下に直結します。昼夜逆転を直し、生活リズムをつくるためにも、歩行習慣が普段以上に大切なのです。

たとえば朝の散歩。人間は朝日を浴びることで、サーカディアンリズム（体内時計）がリセットされます。正確には目から入った光によってリセットされます。朝の光を浴びないと夜が更けても眠くならなくなります。あっという間に**昼夜逆転**に陥ります。日中に歩くことで心地よい疲労感を得ることもできます。日中ずっといすに座っていると、夜遅くになっても眠くなりません。昼夜逆転を予防するのは歩行です。

日本人は座りすぎている

座っている時間や寝ている時間が長過ぎると、生活習慣病を発症したり悪化させたりするリスクが高まります。これは高齢者だけでなく、中高年にとっても同じことがいえます。シドニー大学のエイドリアン・バウマン教授が行った調査によると、日本人は一日平均で7時間も座って過ごしているそうです。これは調査した20カ国のなかでは最長で、**日本人は世界一座っている民族だそうです。**

座り過ぎによる健康リスクの悪化に関するデータがあります。座っている時間が一日4時間未満の人に比べ、8時間から11時間の人は15％、11時間以上の人は40％も死亡リスクが高くなるそうです。座っている時間が長い人ほど、寿命が短くなります。

オーストラリアのベイカーIDI心臓病・糖尿病研究所のネヴィル・オーウェン博士は「テレビを1時間、座って観るごとに、寿命が22分短くなる」と指摘しています。介護施設によっては、一日中ずっとテレビを観て過ごしている入所者もいます。ウイルスだけでなく、糖尿病のリスクを抑えるためにも、とりあえず施設内をなるべく歩くようにしてください。施設スタッフの方々は、**一日に1回でも、たとえ5分でも良いので入所者を屋外に誘導して日光を浴びさせてください。**

医療機関ができるのは「動線の分離」

この時期、「風邪症状でも医療機関にはなるべく近づかない」と書きましたが、どうしても診察を受けなければならない慢性疾患の患者さんもたくさんおられます。定期受診の患者さんや急患さんたちに万一でも院内感染させては管理者として失格です。

だから私のクリニックでは、定期受診の患者さん、インフルの患者さん、そして微熱の原因が不明の人（新型コロナの可能性がある人）の３つの**動線を区別して診療**しています。医療機関によって構造が違うので、これはあくまでも私のクリニックでの試みです。さまざまな検査機能を持ち診察室が５つあるので、動線を３つに分類することができました。原因不明の人は中に入れず外を通って、屋外に開放された別の場所に移し、医師はそこで診察するようにしています。「どうして隔離するの？」と聞かれることもありますが、「これは隔離ではなく動線の分離です。寒くてごめんなさいね」と説明しています。

私たち医療者自身が濃厚接触者や感染源にならないようにさまざまな対策を練りながら、普段と同様に診療しています。この原稿を書いている3月18日時点で、１１０人ものスタッフに1人の発熱者も出ていません。地域の医療を守るという使命感があるので、感染症に負けてたまるか、という意識と予防行動が、私だけでなく職員たちの中にもあると信じています。もちろん、「毎日歩けよ！」と職員にも言っています。

施設入所者も
敷地内や周囲を歩こう。
座り過ぎは、
ウイルス感染にも弱くなる。

28 高齢者の強制隔離を考えよう

新型コロナは2類感染症として扱われるので、もしPCR陽性となれば強制的にどこかに隔離されます。高齢者や要介護者が肺炎を起こして入院となれば、身体抑制や人工呼吸器装着となるかもしれません。しかしそれが本人には幸せではないケースも想定されます。だから高齢者や要介護者は別枠で扱うべきだと考えます。隔離すると必ず身体機能も認知機能も悪化します。そうならないためには今こそ、歩行習慣を身につけることです。デイサービスや介護施設が〝マスコミの餌食〟とならないためには、細かなことでも、かかりつけ医とよく相談しながら対応するしか手がありません。私自身も毎日、施設での発熱者に対応していますが、まるでロシアンルーレットをやっている気分です。早く、インフルと同じ扱いに下げてもらいたいものです。

施設の中に「離れ」をつくり、ウイルス感染が疑われる人はそこで過ごしてもらうことです。そして、なるべく離れへの人の往来を少なくする。自宅に帰り在宅医療で対応したほうがいい人もいるでしょう。新型コロナに限らず、施設内感染を防ぐためには、疑わしい人は施設内隔離や自宅内隔離するのが有効な手段だと思います。ウイルスとの闘いが一旦平穏化し長期戦に移行すれば、必ず本書の「歩く」ことを思い出してください。

感染症における人生会議の在り方

あまり良いネーミングとは思いませんが、「**人生会議**（**ACP：アドバンス・ケア・プランニング**）」が国策で始まりました。人生の最終段階である終末期に、どのようなケアや治療を受けるべきか、事前に医師と患者、家族が話し合いを重ねる過程（プロセス）のことです。

一般に、終末期に近づくほど本人は意思表示が難しくなります。そうなる前に、比較的元気なときから、将来の医療内容や療養する場所などについて話し合いを繰り返すことが大切とされています。がんや認知症では、話し合う時間が十分にあるのですが、今回のような新興ウイルス感染症で重症化するような場合、話し合いは時間との勝負になります。私は「**緊急人生会議**」の必要性をずっと提唱しています。法律も大切ですが、要介護５の寝たきりの人なら個々の患者さんの尊厳も保たれるべきです。**日本呼吸器学会は、「高齢者の誤嚥性肺炎は治療しないという選択肢もある」**と明言しています。それと何が違うのでしょうか。難しい問題かもしれませんが、高齢者肺炎の療養方針は本人・家族、主治医、ケアマネなどの緊急の話し合いで決めるべきだと私は考えています。

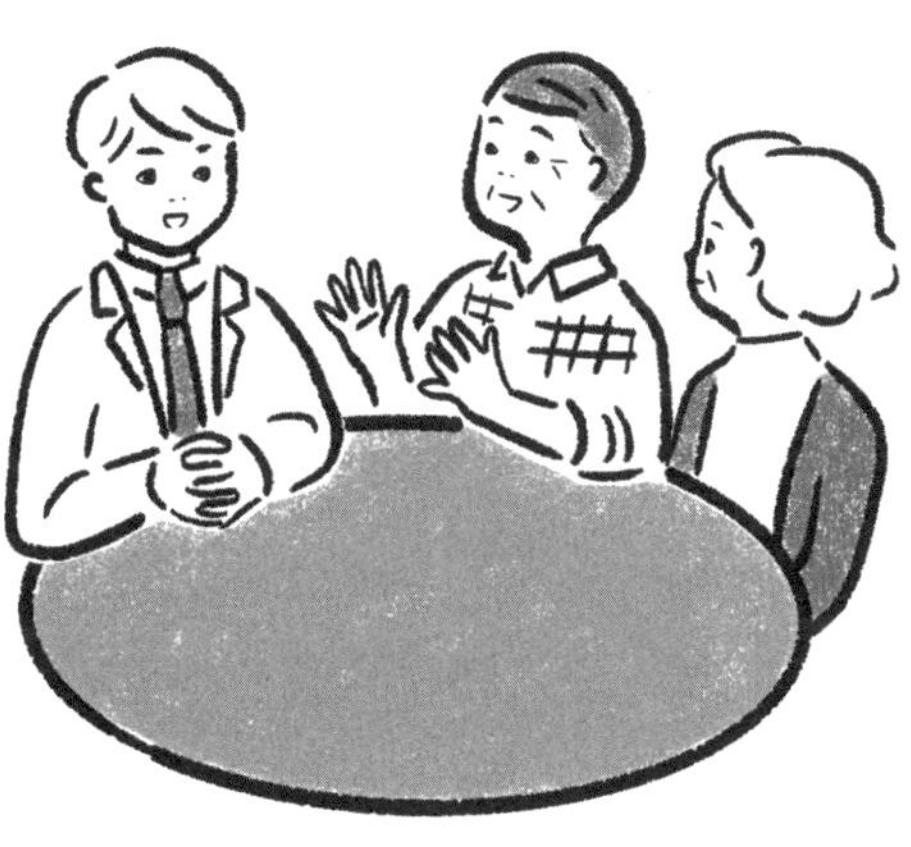

高齢者は一度隔離されたら
そこで死ぬかも。
もしも？と思ったら、
緊急人生会議で
よく話し合って決めるべき。

29 新型コロナは風邪の一つになる

風邪の原因は、80～90％がウイルスによるものです。そのうち大半をライノウイルスが占め、それに続くのがコロナウイルスです。そもそも従来型コロナウイルスは「どこにでもいる」いわゆる風邪ウイルスなのです。だから医者は当初、「なに、コロナ？　風邪じゃないか！」と思っていました。ただ、新型コロナは中国や欧米のように短期間で爆発的に感染者が増えます。一方、潜伏期間が長く、若者は無症状、高齢者に感染すると短時間で肺炎に至り死亡することがあるなど、従来型コロナウイルスとはかなり変わった行動をする、よくできた（？）「新型」のウイルスです。まさに初めて経験する感染症なので、世界中が大パニックになっているのです。

新型コロナ肺炎をＣＴの画像で見てみると、ウイルスが両方の肺の奥深くに入り込んでいます。両側の肺のすりガラス様の淡い陰影が特徴とされています。単純レントゲンでは

基礎疾患ごとにみた新型コロナウイルス感染症の致死率

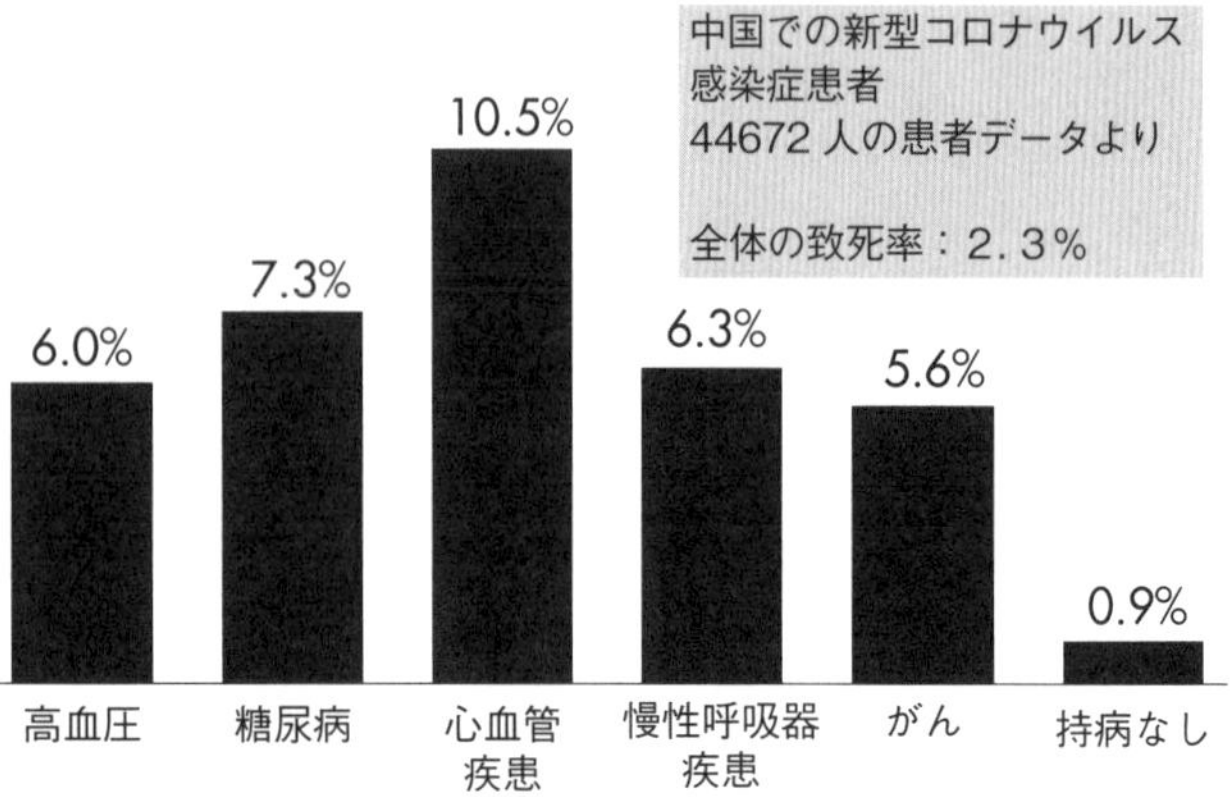

＊新型コロナウイルス感染症 COVID-19 診療の手引き・第1版
Chinese Journal of Epidemiology 41:145-151,2020

写らずにＣＴ画像でしか判別できない肺炎もあります。一般に誤嚥性肺炎は肺の右側が多く、結核は片方の肺の上側が多いのですが、新型コロナ肺炎は同時に両方の下肺に急性炎症を起こすという点でも珍しいウイルスです。これだけ速い経過も珍しく、見たことがない病気です。若者は軽症ないし無症状ですが、高齢者は油断できません。換言すると日本の新型コロナは高齢者の問題です。とくに基礎疾患を持っている人が危ないのです。

現在の日本は、まだクラスター感染の段階ですが、いずれ市中感染に移行していくのでしょう。数年後に世界中の７割の人が感染するという予測を噛みしめてください。いずれ（いつになるのかは誰にもわかりませんが）大半の人が感染するのでしょう。２００９年にあれほど騒がれた新型インフルエンザも翌年には季節性インフルエンザと名前を変え、やがて２０００万人もが感染しました。インフルと気がつかずに風邪と自己診断して自然治癒している人もたくさんいるでしょう。すでに何千万人が感染しているという病原体には自然免疫、集団免疫ができます。ワクチン接種による抗体獲得も加わることでしょう。

新型コロナウイルスも、現在はインフルよりも少し重篤な病気でしょうが、いずれ風邪のようにありふれた病気になります。そんな未来予測図を受け入れる人が増えると、現在のようなパニックも徐々に収まっていくと思われます。仮に感染しても自然治癒するかどうかは、まさに免疫力にかかっています。免疫力は目に見えませんが、ウイルスがいちばん知っています。免疫力が低下した人の中ではものすごい勢いで増殖するのです。

みなさん、新型コロナが風邪のようになるまでの数年間、この病気で死なないでください。もし特効薬が見つかれば状況が急展開する可能性がありますが、それまでの間、できることは自助努力しかありません。

新型コロナは
数年後には
ありふれたウイルスになる。
長い闘いを生き抜くには、
免疫力が不可欠!

30 ウイルス感染で死なないために

本書のキーワードであるウイルスに対する抵抗力や免疫力。こうした力は、一朝一夕には上がりません。しかし歩行を習慣化すると必ず上がります。私たちはどうしても薬やワクチンに頼りがちですが、それは二の次、三の次と考えてください。

日々のパニック報道で恐怖ばかりを植えつけられた人が多いようですが、ウイルスは人類の大先輩。上手に付き合うしか手がありません。私が言いたいのは、**感染そのものよりも、死なないことがなによりも大切**です。たとえ肺炎を発症しても、ほとんどの人は死にません。日本の医療レベルはすごいものです。日本には国民皆保険制度があります。そして世界でいちばん清潔な国です。街もトイレも水もきれいです。毎日のように風呂に入り、温熱療法（ＨＳＰといいます）で免疫能を高めているのは日本人くらいです。清潔な生活環境と、まじめな国民性があるのでほかの国に比べて死亡率がずば抜けて低いのだと理解しています。しかし油断は禁物です。

ウイルスは、私たちにとって身近な存在です。みなさんが知っているだけで、どれぐらいのウイルスがあることか。**ヘルペスウイルスはみなさんの口の中にたくさんいて、疲れると増加**します。慢性活動性**EBウイルス感染症**（EBV）もあります。EBVは成人の約90％が感染しているウイルスです。女性は**ヒトパピローマウイルス感染症**に注意が必要です。性経験のある50％以上の女性が生涯で一度は感染し、子宮頸がんの発生に深くかかわっています。

ウイルスで死なないための戦略を立てなければならないのは、どのウイルスに対しても同じですが、基礎は抵抗力・免疫力です。ウイルスで死なないために歩く。この意識をみなさんで共有すれば、日本は新興ウイルスに強い国でいられます。まさに今回の新型コロナで試されています。日本は国策として、歩くことをもっと国民に推奨してもらいたいです。

ウイルスは私たちにとって
身近な存在だが、時に脅威。
ウイルスで
死なないための戦略は、
歩行習慣から。

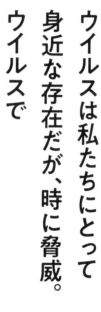

31 ウイルスとの戦争から共存へ

ウイルスは人類の先祖ですし、生物よりも上位にいるので、なかなか勝つのが難しい存在です。だから**「戦争」というイメージよりも「共存」の道を選ぶほうが賢い選択なのかもしれません**。もしも勝機があるとすれば、ウイルスは細胞がないと増えないということでしょう。そのヒントをもとに、撲滅できるウイルスは撲滅の道を探る。それができないウイルスとは、いやいやでも付き合っていくしかありません。共存できるかどうか、行方を左右するのが抵抗力・免疫力です。

アメリカの企業では、ヘルペスウイルスと共存する仕組みがあります。社員が出社すると、唾液を採取してヘルペスウイルスの量を測定します。その量によって、社員の疲労度を確認しているのだそうです。

不規則な生活、不摂生な生活を送っていると、口のまわりにヘルペスができることがあります。これもヘルペスウイルスが増殖しているサインですので、生活習慣を見直すべきでしょう。「インフルエンザは絶対に鎮圧できない！」と言い切る学者もいます。そうであるならば、上手く共存するしかありません。

海や川には無数のウイルスがいます。ついつい海水を飲んでしまうことがあります。それでも体調を崩さないのは、ウイルスが入ってきても胃酸が不活化してくれるからです。胃酸を出さない薬を長期に飲んでいる人は「薬のやめどき」を考えるべきです。ウイルスは人間の体に入ろうとしますが、抵抗力・免疫力で排除します。人間に備わった最大のワクチンは「歩く」ことなのです。

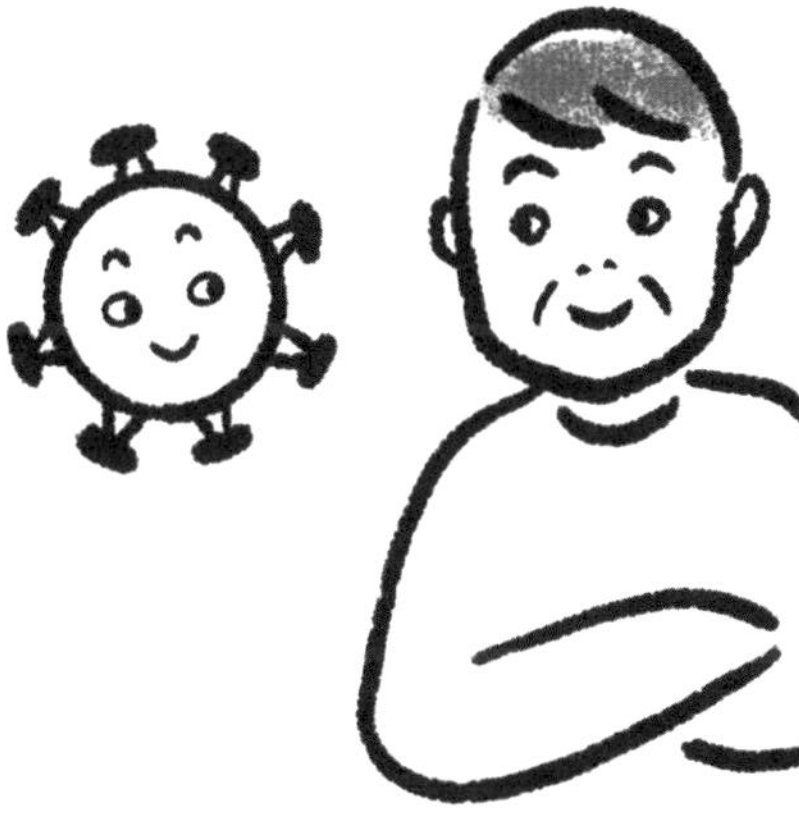

ワクチンや薬のできない
ウイルスとは共存するしかない。
免疫力が高い人は
ウイルスに簡単に負けない。

32 新興感染症に強い国をつくる

新型コロナのような新しい感染症は「新興感染症」と呼ばれます。新興感染症のため、わかっていないことも多いのですが、新型コロナはＲＮＡウイルスで、変異しやすいという特徴があります。いずれ変異するでしょうし、より人間を困らせるウイルスになるかもしれません。

人間の歴史を振り返れば、新型コロナの次は８番目、９番目のコロナウイルスが必ず登場するのでしょう。人間とウイルスとの付き合いは、人間が存在する限りずっと続くわけです。抵抗力・免疫力の弱った人間にウイルスは棲みつき、死に至ります。

歩行習慣により、この国難も乗り切ることができると信じています。増加傾向にある生活習慣病、がん、うつ病、骨粗しょう症にも効果を発揮します。歩行習慣によって、国力が強化されることを願います。

日本では新型コロナで子どもたちが一斉休校となり、「子どもの面倒をみきれない！」と嘆く親御さんがたくさんいました。ストレスを感じたのは子どもたちも同じでしょう。体力を持て余しているのに、学校には行けず、友達と会うことも自粛しなければならない。親子でストレスを解消するためにも、家に閉じこもらず外を歩くべきです。近所の河原で人との距離に気をつけて歩くだけでいいのです。

日本人は歩行習慣のＤＮＡを持っている

人間は細菌に対して、抗生物質という武器を得ました。副鼻腔炎、肺炎、結核、破傷風など、細菌感染が原因の病気には抗生物質で対抗しています。とはいえ、日本はＷＨＯから抗生物質の使い過ぎを指摘されています。抗生物質を使い続けた結果、細菌の薬に対する抵抗力が高くなり、抗生物質が効かなくなります。このように薬に耐性を持った細菌は「耐性菌」と呼ばれています。ウイルスもまったく同じで、抗ウイルス薬ができても必ず耐性ウイルスができます。相手のほうが賢いので、長期的に見れば勝てない相手です。

抗生物質の進歩に比べると、ワクチンをはじめとする抗ウイルス剤は苦戦が続いています。ウイルスは細菌よりも強敵ですし、変異することもあります。この先10年、１００年、１０００年経っても、人間はウイルスより優位な立場になることはないでしょう。

今こそ、**国ぐるみで歩行習慣を取り入れれば、新興感染症に強い国をつくることができるのではないか**。日本人は明治に入るまで、全国どこへ行くにも歩いて移動していました。そのＤＮＡが組み込まれているのですから、歩行習慣を日常化することに抵抗はないはずです。

ウイルスに怯えるだけでは損をします。そんな生活は長続きしません。

備えあれば患いなし。ウイルスに対する備えは歩行習慣です。今こそ積極的に外を歩きましょう。

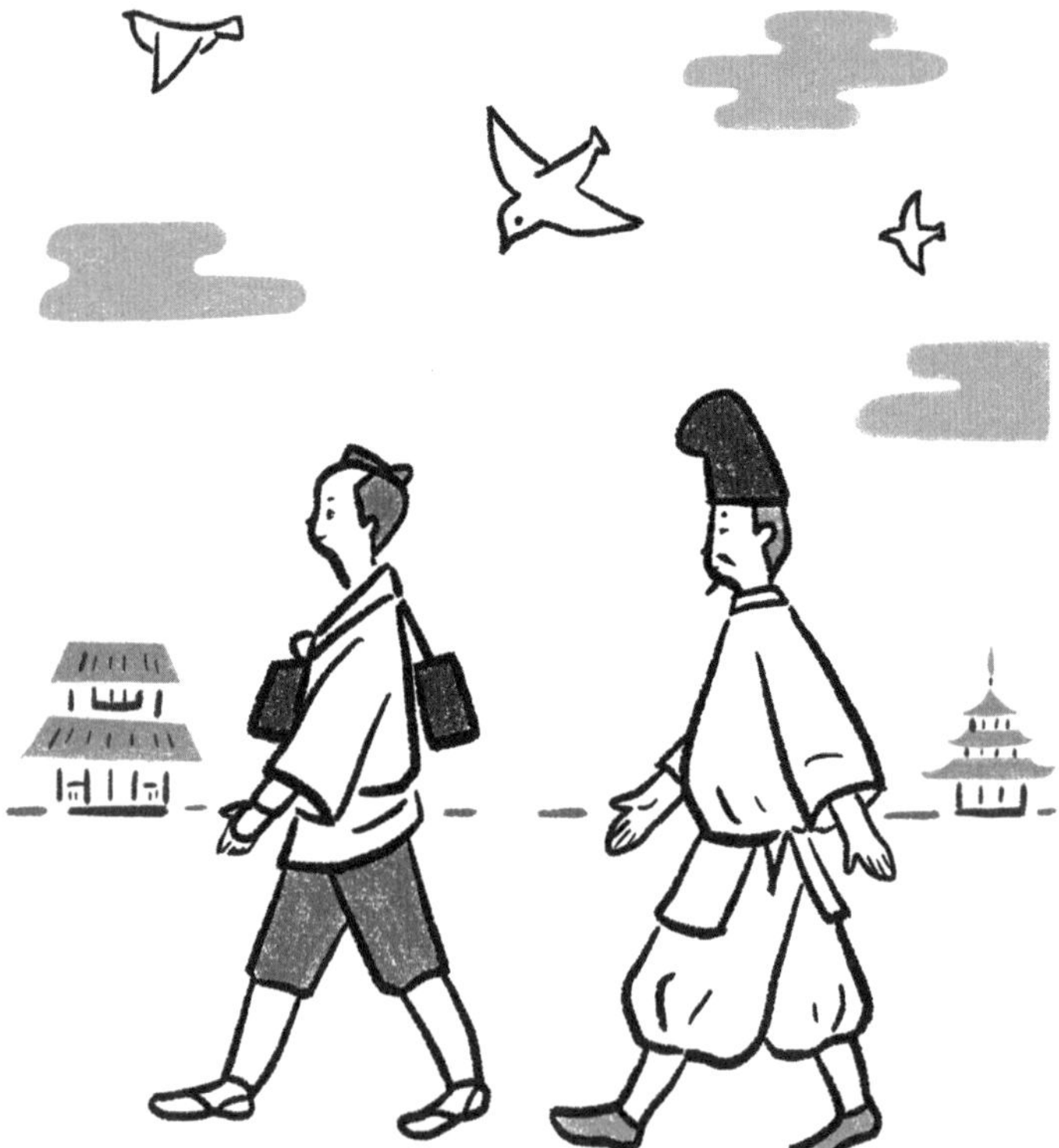

ウイルス感染だけでなく
病気も予防できる！
ウイルスに怯える生活は
長続きしない。
歩行を国民運動にして
感染症に強い国をつくろう！

おわりに

歩行習慣で国難を乗り越えましょう！

私が書いた山と溪谷社の「歩く本」シリーズは今回で5冊目になりました。前回の『病気の9割は歩くだけで治る！　PART2』から1年以上が経ち、「これ以上、歩く本を書くことはないだろうな」と思っていました。4冊を通して、歩くことの大切さをみなさんに伝えきったという充足感もありました。

ところが、です。新型コロナ騒動が起き、テレビはコロナ一色。3月に入ると国民に「コロナ疲れ」が見られるようになり、経済的な損失も懸念されるようになりました。町医者である私はこう考えます。「自分に何かできることはないだろうか」と。

すぐに浮かんだ考えが、これまで「歩く本」でお伝えしてきた理論の応用です。実際、ウイルスの弱点、何を嫌がるかを検証すると、歩行習慣であると確信するに至ったのです。ウイルスが紫外線に弱いという事実もあります。家の外で行う歩行習慣によってウイルスを寄せつけず、さらにコロナ疲れ、コロナうつを解消することができます。

3月に入ってからトントン拍子で話が進み、本書は緊急出版という形をとらせてもらいました。新型コロナ対策で一部は情報が古くなってしまうかもしれませんが、この本で書いたウイルスの正体や本質、ウイルス対策、そして歩行習慣による効果は普遍的なものです。**新しい感染症は10年に一度のペースで現れます。**

感染症の専門家でもないただの町医者がウイルスの本を書くことは、少なからず批判を受けることでしょう。しかしそれは覚悟の上です。勇気をもって世の中の空気を変えたい。その一心で書き上げることができました。

以前にも書いたのですが、50代のころの私はあまり歩かない人間でした。そのため、幸いにも大病を患うことはなかったものの、腰痛などに悩まされることがありました。還暦を過ぎてから一念発起し、こまめに歩くようにしています。そのかいもあって、腰痛に悩みながらも仕事を続けています。歩行習慣による効果を誰よりも実感しているのは、私自身なのかもしれません。だからこそ「歩く本」で歩行習慣の素晴らしさを伝えたい！ これはシリーズを通して一貫している私の思いです。

歩行習慣によって、この国難を乗り越えよう。災い転じて福となそう。歩行習慣が日本中に根づけば、ウイルスに強い国になり、さまざまな病気に対する抵抗力・免疫力の高い国になります。歩行習慣を続けていただき、みなさんにその効果を実感してもらえることを願ってやみません。

２０２０年４月　長尾和宏

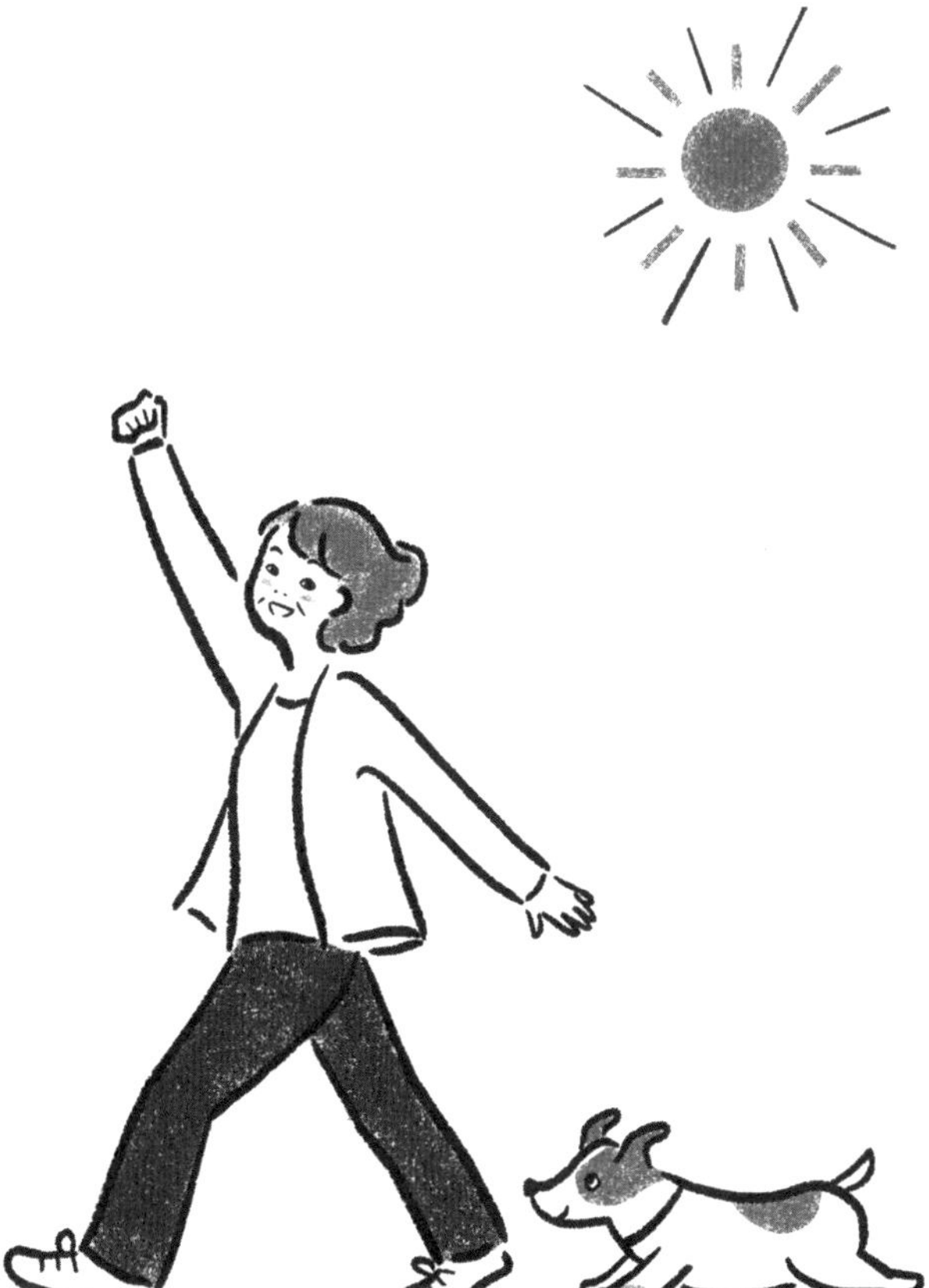

〈参考文献〉

＊山内一也『ウイルスの意味論――生命の定義を超えた存在』みすず書房
＊菅原道仁『体の不調が消える「自律神経」の整え方』大洋図書
＊ Analysis of factors associated with disease outcomes in hospitalized patients with 2019 novel coronavirus disease Chinese Medical Journal: February 28, 2020

編集　高倉 眞
高野成光（OT EDIT）
橋口佐紀子
デザイン　松沢浩治（DUG HOUSE）
イラスト　ヨシイ アコ
校正　中井しのぶ
取材協力　国見祐治

歩くだけで
ウイルス感染に勝てる！

2020年4月25日　初版第1刷発行

著　者　長尾和宏
発行人　川崎深雪
発行所　株式会社 山と溪谷社
〒101-0051
東京都千代田区神田神保町1丁目105番地
https://www.yamakei.co.jp/

印刷・製本　大日本印刷株式会社

◆乱丁・落丁のお問合せ先
山と溪谷社自動応答サービス
電話 03-6837-5018
受付時間／10：00～12：00、13：00～17：30
（土日・祝日を除く）
◆内容に関するお問合せ先
山と溪谷社
電話 03-6744-1900（代表）
◆書店・取次様からのお問合せ先
山と溪谷社 受注センター
電話 03-6744-1919　FAX 03-6744-1927

Printed in Japan
ISBN978-4-635-49050-4

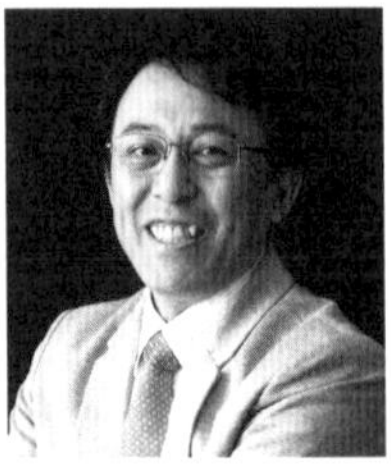

長尾和宏（ながお・かずひろ）
1958年　香川県生まれ
1984年　東京医科大学卒業、
大阪大学第二内科入局
1995年　長尾クリニック開業、現在に至る

医療法人社団裕和会理事長
長尾クリニック院長

医学博士
日本消化器病学会専門医
日本消化器内視鏡学会専門医、指導医
日本内科学会認定医
日本在宅医学会専門医
労働衛生コンサルタント

日本ホスピス・在宅ケア研究会理事
日本慢性期医療協会理事
日本尊厳死協会副理事長
全国在宅療養支援診療所連絡会世話人
エンドオブライフ・ケア協会理事

関西国際大学客員教授